妇产科护理原理与实践

FUCHANKE HULI YUANLI YU SHIJIAN

李秀婷 编著

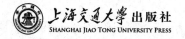
上海交通大学出版社
SHANGHAI JIAO TONG UNIVERSITY PRESS

内容提要

本书参阅了国内权威性相关文献、指南、共识,在反映先进性、科学性和实用性方面作了努力。全书共分6章,首先介绍了妇产科护理的概念与范畴、妇产科护士角色与作用,以及妇产科护理管理和感染管理;其次叙述了妇产科护理技术,包括常规护理技术和急救护理技术;然后阐述了正常孕产期管理及高危妊娠管理;最后对产科、妇科常见疾病的定义、病因、临床表现、治疗、护理评估、护理诊断、护理措施进行了详细分析。本书可供临床护士、实习护士使用,也可用于护理管理、教学、继续教育等方面。

图书在版编目(CIP)数据

妇产科护理原理与实践 / 李秀婷编著. --上海:
上海交通大学出版社,2023.10
ISBN 978-7-313-29128-8

Ⅰ.①妇… Ⅱ.①李… Ⅲ.①妇产科学-护理学
Ⅳ.①R473.71

中国国家版本馆CIP数据核字(2023)第134678号

妇产科护理原理与实践
FUCHANKE HULI YUANLI YU SHIJIAN

编 著:	李秀婷			
出版发行:	上海交通大学出版社	地 址:	上海市番禺路951号
邮政编码:	200030	电 话:	021-64071208
印 制:	广东虎彩云印刷有限公司		
开 本:	889mm×1194mm 1/32	经 销:	全国新华书店
字 数:	204千字	印 张:	7.625
版 次:	2023年10月第1版	插 页:	2
书 号:	ISBN 978-7-313-29128-8	印 次:	2023年10月第1次印刷
定 价:	198.00元		

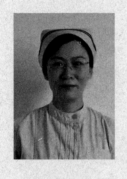

李秀婷

　　女，副主任护师，山东省济宁市妇幼保健计划生育服务中心护士长。毕业于潍坊医学院。擅长妇产科护理、孕产妇围生期保健、急危重症抢救。出版著作2部，发表论文多篇，申请专利1项，承担研究课题3项。曾获2009年度济宁市"辰欣杯"急救大赛三等奖，济宁市医疗急救技术标兵，济宁市青年岗位能手，2012年度济宁市第四届职业技能大赛优秀选手，济宁市"三八"红旗手，医院先进工作者、优秀管理者称号。

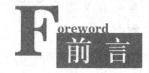

前 言

　　《"健康中国 2030"规划纲要》指出,要加强重点人群健康服务,做好妇女群体的健康工作。要完成这个任务,对护理人员来说,应提高救治能力,广泛开展妇科、产科人员培训,扩充自身理论知识,提高专业技能。近年来,在妇产科护理实践过程中,为促进妇女患者尽快康复、有效管理高危孕产妇,涌现出了一些新的理念与知识。为进一步提高妇产科护理人员对妇产科常见疾病的护理操作技术水平、管理水平,满足妇产科护理人员的临床需求,为更好地完成任务与目标尽绵薄之力,我将妇产科新的护理原理与临床实践结合在一起,编写了本书。

　　本书参阅了国内权威性相关文献、指南、共识,在反映先进性、科学性和实用性方面作了努力,按照护理程序,注重对患者的评估、诊断、病情观察和管理。全书共分 6 章,首先介绍了妇产科护理概念与范畴、妇产科护士角色与作用,以及妇产科护理管理和感染管理;其次叙述了妇产科护理技术,包括常规护理技术和急救护理技术;然后阐述了正常孕产期管理及高危妊娠管理;最后对产科、妇科常见疾病,如妊娠期并发症、妊娠期合并症、胎儿及其附属物异常、异常分娩、生殖系统炎症、生殖内分泌疾病、生殖系统肿瘤、生殖器官发育异常及损伤的定义、病因、临床表现、治疗、护理评估、护理诊断、护理措施进行了详细分析。本书本着"以患者为中心"的宗旨,以"突出护理、注重整体、加强人文"为原则,体现为生命各阶段及不同健康状况的妇女提供优质护理服务的理念进行编写,可供临床护士、实习护士使用,也可用于护理管理、教学、继续教育等方面。

医学发展迅速,护理知识日新月异,由于编者的水平和经验有限,书中内容虽几经修改、校对,但疏漏之处在所难免,殷切希望使用本书的读者提出批评,以便以后进一步纠正及完善。

李秀婷

山东省济宁市妇幼保健计划生育服务中心

2023 年 2 月

Contents 目录

第一章

妇产科护理概论

第一节　妇产科护理概念与范畴

一、妇产科护理概念

妇产科护理主要是诊断并处理女性现存和潜在健康问题、为妇女健康提供服务,其主要范围包括产科护理、妇科护理、计划生育、妇女保健及生殖护理,妇产科护理学是现代护理的重要组成部分。妇产科护理关注对象包括生命各阶段不同健康状况的女性,以及相关的家庭成员和社会成员。

二、妇产科护理范畴

产科护理主要围绕孕产妇、胎儿及新生儿的生理、心理及病理改变开展护理;妇科护理主要针对非妊娠期妇女生殖系统的生理和病理改变而开展护理;计划生育及生殖护理主要对女性生育调节开展指导;妇女保健为健康女性提供自我保健、预防疾病并维持健康等相关知识。

三、妇产科护理特点

妇产科护理因其特殊性,有着自身特点。

(1)主要涉及女性生殖系统,但与整体密不可分。

(2)产科护理和妇科护理关注对象不同,但两者有着共同的基础,即女性生殖系统,许多产科疾病和妇科疾病互为因果。

（3）妇产科护理不仅涉及临床护理，还涉及女性患者预防保健。

此外，妇产科护理不仅具有医学特征，而且还具有独立和日趋完善的护理及相关理论体系，它实践性极强。

四、未来妇产科护理概念延伸与范畴扩展

随着医学模式的转变，以及社会发展中人们对生育、健康及医疗保健需求的变化，妇产科护理模式也应随着现代护理学发展的趋势与时俱进地做出相应的调整，妇产科护理概念从单纯对于"疾病"的护理，调整为"保障人类健康"的护理；妇产科护理工作范围也应从医院扩大到家庭、社区乃至整个社会；妇产科护理内容也从传统机械地、被动地执行医嘱、完成分工的常规技术操作，以及对患者的躯体护理，扩大到提供整体化护理。

可以说，开展"以家庭为中心的妇产科护理"，是现代护理学中最具典型意义的整体化护理，是未来妇产科护理的发展趋向。"以家庭为中心的妇产科护理"被定义为确定并针对个案、家庭、新生儿在生理、心理、社会等方面的需要及调适，向他们提供具有安全性和高质量的健康照顾，尤其强调提供促进家庭成员间的凝聚力和维护身体安全的母婴照顾。开展"以家庭为中心的妇产科护理"，对护理人员来说可以真正落实服务宗旨，具有极大的可能性。

第二节　妇产科护士角色与作用

一、妇产科护士角色

妇产科护士要为女性提供健康保健，必须明确自身的角色作用和素质要求。培养批判性思维能力，科学地运用护理程序，满足护理对象，特别是以护理对象为核心的每个家庭的生理、心理和社会等要求。

（一）照顾者

在妇产科护理人员众多角色中，照顾者是最基本的角色，是指妇产科护理人员运用专业知识和技能，满足护理对象在生理、心理、社会、精神和文化等多方面的要求。"以家庭为中心"的产科护理模式，不但强调母亲和孩子护理的必要性，而且强调相关家庭成员要积极参与。所以，身为照顾者的妇产科护理人员的工作场所也将从医院扩大到社区和家庭。妇产科护理人员与护理对象家里良好的护患关系，提供人性化的护理服务，使服务对象感到温暖、舒适，是妇产科护理人员扮演好照顾者角色的基础。

（二）教育者

妇产科护理人员通过各种形式（如口头讲解、图文或者视频宣传、示范训练）向护理对象及其相关家庭成员宣传相关知识，履行教育者的义务。

在这一过程中，教育活动形式分为正式教育活动和非正式教育活动。

1.正式教育活动

正式教育活动是指妇产科护理人员安排好时间、地点，适当借助相关工具，有计划、有目的地向护理对象及其相关家庭成员开展专题教育，如组织参观产房，向产妇示范产程中的正确屏气方法、宣传母乳喂养、设立孕妇学校等。

2.非正式教育活动

非正式教育活动是指妇产科护士在执行各项护理操作前，向护理对象说明、解释护理操作的意义。

（三）咨询者

若护理对象有疑问，妇产科护理人员应为护理对象解疑，此时，妇产科护理人员扮演咨询者的角色。需要注意的是，妇产科护理人员应耐心、正确地解答护理对象提出的问题，增强护理对象的安全感，使其积极配合各项医疗护理工作。

护理人员在开展教育与咨询时，应认真听取护理对象的陈述，并为其提供完整且明确的相关信息。

(四)保护者

若老年痴呆患者或者异位妊娠失血性休克患者等特殊护理对象没有能力分辨或者不能清楚表达自己的意愿时,护理人员应对她们的权利加以争取和维护。这要求护理人员要具备高尚的职业道德、丰富的护理知识、熟练的护理技术、良好的沟通协作能力,不能将自己的态度、价值观强加到护理对象身上。

若护理对象住院,当她处在各种设备和各类专业技术人员组成的复杂就医环境下,可能存在损害护理对象安全和利益的情景,护理人员应注意观察,及时发现并采取适当行动,捍卫护理对象的权利,保护护理对象的安全。

(五)技术人员

妇产科护理人员需要操作部分仪器,如产科里应用胎心监护仪、吸奶器,护理人员需要掌握仪器的性能和操作技巧,为产妇安置好监测仪,既让仪器正常运行,又避免产妇不适感;若吸奶器使用得好,可以提高产妇母乳喂养的主动性,反之则可能使其产生挫败感。

虽然由护理人员单独操作的妇产科仪器设备不多,但熟练的技术操作却是不可忽略的,这是成为优秀妇产科护理人员必须掌握的技能,这时,护理人员扮演了技术人员的角色。

(六)管理者

为高效地开展护理工作,提高护理质量及满足护理对象要求,护理人员应对护理工作有效地组织和管理,合理地利用资源,协调各种人员的关系。同时,护理管理者还要做好行政管理工作。护理人员不仅要重视质量管理。而且要重视经济管理,减少患者住院时间,降低医疗护理费用。

临床护理路径是一种整体医疗护理工作模式,即以患者入院道出院期间每天的成效护理作为标值,使护理标准化,能有效缩短住院日,降低患者的住院费用,提高医院综合性服务质量。作为临床护理路径个案的管理者,护理人员除参加与临床路径的设计、修改、试用、宣教、执行、评估及改进等,还需评价每日护理效率是否达到预期目标,患者的临床护理路径使用是否适当,预测差异并进行早期干预,起到管理者的作用。

(七)研究者

护理学是一门科学性和实践性很强的专业,需要在充分理论知识的指导下开展工作,而护理研究是促进学科发展的重要途径。作为现代护理学的重要组成部分,妇产科护理学目前取得的发展有赖于护理理论与研究成果在护理实践中的应用。现在,在妇产科护理领域,仍有很多护理理论性问题需要进一步研究,妇产科护理人员应积极投身于护理科研工作,为妇产科护理学的发展贡献自己的力量。

二、妇产科护士作用

妇产科护士的职责是促进、维护和恢复女性健康,具体来说,妇产科护士要发挥以下作用。

(一)促进、保持和恢复健康

(1)以自身专业技能,在各项规章制度要求下,履行职责,配合医师完成各项检查及治疗工作。

(2)严格执行无菌技术操作,给患者提供清洁、整齐的就诊环境。

(二)提供心理支持

心理护理是系统化整体护理的一个重要组成部分,在临床护理工作中具有非常重要的意义。护理人员根据患者在就诊过程中的心理反应,采取相应的保护措施,能充分调动患者的能动性,具有重要的医疗预防价值。妇产科护理人员可为患者提供真诚、理解、尊重、接纳、支持、关心、鼓励、帮助等心理支持。

(1)认真解答患者在检查、治疗时的疑问,解除患者的思想顾虑。

(2)激发患者的内在潜力,充分调动其主观能动性,以心理支持与干预等方式帮助患者实现健康目标。消除不良的心理刺激,

(3)强调社会环境与个体健康的相互作用,鼓励患者积极参与社会交往,构建和谐的家庭关系。

（4）以准确的心理评估、规范化的操作模式和较高的工作素质提高患者的健康素质。

（5）协调各种人际关系，使患者适应医院环境，增加对医护人员的信任。

（三）提供健康教育

给患者提供健康教育，是护士角色多样化的必然结果。

（1）妇产科护士树立对影响健康的多种因素的认识，预防不利于患者健康的因素。

（2）提供给患者健康教育，对推动护理事业具有重要作用。

（3）健康促进可以培养护理人才和壮大护理队伍。

（4）提供健康教育是护理理论化和系统化的前提和推动力，健康教育的普及也是患者认识护理和提高护理人员地位的重要动因。

第三节　妇产科护理管理

一、护理管理概念

护理管理是为了提高人们的健康水平，系统地利用护士的潜在能力和有关的其他人员或设备、环境以及社会活动的过程。现代护理以增进人类健康为主要任务，包括指导保健、预防疾病、处置分娩、照顾产妇、协助康复事业等业务。为了实施护理，要明确护理的功能，确立护理组织，还要实施科学有效的管理。

妇产科护理离不开科学的管理，包括建立和完善各种护理的规章制度，充分利用有限的护理资源，建立起优质、高效的妇产科护理运行机制，加强妇产科队伍的建设，强化门诊与病房的秩序，不断提高妇产科护理人员的理论与技术水平，认真改善服务态度，不断改进护理人员与患者的关系，大幅度提高妇产科护理服务质量。

二、妇产科护理管理任务

护理管理是卫生事业的重要组成部分,它的任务是研究护理工作的特点,找出其规律性,对护理工作的诸要素,如人员、技术、设备、信息等,科学地计划、组织、控制和协调,以提高护理工作的效率和效果,提高护理工作质量。

护理工作的服务对象和任务决定了护理管理应是以提高护理质量为主要目的,也就是要运用最有效的管理过程,提供最良好的护理服务。

护理质量的高低取决于护理管理的水平,所以护理管理是保证、协调、提高护理工作的关键。

目前,妇产科护理管理的任务是总结护理管理的经验,上升为理论,理论联系实际;研究护理管理的经验和技能,并消化和提高。

三、妇产科护理管理特点

(一)妇产科护理管理要适应妇产科护理学

妇产科护理作为护理学的重要组成部分有其自身的规律性。妇产科护理学要综合应用患者的心理和生理相互关系的知识,以及自然科学、社会科学、人类科学方面的知识,帮助、指导、照顾患者保持或者重新获得内、外环境的相对平衡,以达到身心健康。护理管理要适应医学模式向生物-心理-社会医学模式的转变,比如妇产科护理工作中,协调完成好护理患者和辅助医师诊治的双重任务;妇产科护理工作的分工和护理人员训练如何适应实施整体护理的需要;如何培养和保持护士的良好素质以适应护理工作的特殊要求;妇产科护理管理工作如何加强职能以保证护理工作科学性、连续性和服务性的统一。

(二)妇产科护理管理具有很强的综合性和实践性

妇产科护理管理的基础是一般护理学原理,而管理学是一门综合性应用学科。影响管理活动的因素是多种多样的,要做好妇产科护理管理工作,需要考虑到组织系统内外多种错综复杂的因素,要应用多种学科的研究成果,如经济学、社会学、行为科学、运筹学、系统工程、电子计算机等。在妇产科护理管理实际工作中,来自系统内外的影响因素也是十分复杂多变的,如政策、法律、环境设备、技术水平、组织机构、目标、人员状况等,所以护理管理要综合考虑多方面因素,综合利用各方面知识和理论。

妇产科护理管理工作的实践性表现为具有可行性,护理管理的理论能够应用于实践,才能真正发挥这一学科的作用。因此,妇产科护理管理者应在学习和研究过程中,注意总结和结合科室实际情况,实施符合科室发展的护理管理。

(三)妇产科护理管理具有广泛性

妇产科护理管理的广泛性表现在管理的对象和范围广泛两个方面。一方面,护理管理对护理工作所涉及的范围及所需要的资源都要进行管理,如组织、人员、技术、质量、科研、教学、经济等方面及病房、门诊等各部门的管理。另一方面,在护理工作中,进行管理活动的人员也更加广泛,在临床护理中,每一位护理人员都参与了病房管理、患者管理。物品管理等,都要进行一定的管理活动。护理管理的广泛性不仅要求管理人员掌握更多的管理理论和知识,也要求管理知识更加普及。

四、护理管理者角色与职能

随着护理学科的发展,现代护理管理者的管理水平需要不断提高。现代护理管理者是医院整体建设与发展中举足轻重的角色,除应具有相应的护理科学知识与护理操作技术水平外,还应具备管理学、心理学、教育学、人际关系学等方面的知识和素质。

妇产科护理管理者主要职责是直接指挥和监督直接提供护理服务的人员,保证完成上级下达的各项计划和指令,主要负责具体任务的完成情况。需要承担护理行政管理、护理业务管理、护理教育管理、护理科研管理等诸多工作内容。

(一)妇产科护士长角色

1.妇产科护理理念的贯彻者与传播者

妇产科护士长在团队中要不断强化贯彻妇产科护理理念,针对就诊患者的特殊性,减轻护理人员的压力。护士长需要通过各种形式在患者与家属中宣传妇产科护理知识,以取得更多的支持与认可,进而增加患者与家属的参与与配合。

2.妇产科护理技能的传授者

妇产科护理技能是随着妇产科学的不断发展逐渐形成的。护士长在结合本科室妇产科工作情况的基础上,需对护士进行护理技能培训与考核。只有督促护士掌握了妇产科护理技能,才能在科室更好地开展工作。

3.妇产科团队的沟通协调者

妇产科护理工作是妇产科工作的一部分,护士长作为护理团队的带头人,需要和妇产科团队中的医师、治疗师、社工等进行协调和沟通,合理分工、明确责任,梳理护士在妇产科中的角色和职能,组织护士参与妇产科护理团队治疗计划的制订、治疗方案的讨论、治疗措施的参与等工作。

4.妇产科护理安全管理者

妇产科护理的内容与临床护理工作的差异,需要护士长在实际护理工作中对妇产科护理安全内容有一个全新的延展与扩充。在工作中,护士长根据本科室开展的妇产科护理内容制订相应安全管理规范与要求,帮助护士在妇产科护理中安全有效开展妇产科技能训练。

5.妇产科护理工作的组织与管理者

护士长在护理工作中,既要在技术上组织对护士进行全面培训,又要合理安排工作人员与工作任务、工作时间,同时还要对病房的环境和设施进行合理设置和配置,因此只有发挥护士长的组织者与管理者的作用,才能保证妇产科护理工作的顺利开展。

(二)妇产科护士长职能

1.组织科室开展妇产科护理工作

护士长在妇产科护理工作中的角色既是业务带头人又是全面管理者,因此护士长需要从工作理念、排版、日常工作安排、业务学习于培训、质量管理等方面有计划、有组织地开展妇产科护理工作。

护士长首先需要将妇产科护理工作与临床护理紧密结合;其次妇产科护理需要运用护理程序,从护理评估到护理诊断、制订护理目标、落实护理措施最终进行评价,尤其是评估中要注重优势资源与环境评估。

2.有效管理妇产科护理工作质量

随着妇产科治疗与护理的紧密结合,治疗技术、护理技术不断完善,妇产科护理工作内容、技术规范、质量要求也在逐渐规范。护士长需将本科室开展的妇产科护理工作纳入护理工作质量考核范畴,主要包括护患信任关系、患者参与度、护理质量、护理相关记录、护理安全、团队协作等。妇产科护理质量管理需要有总结、反馈及整改,同时通过其他形式听取意见和建议,改进和完善妇产科护理工作。

3.合理安排人力资源承担妇产科护理工作

往往病房护理人员配备不足是很多医院存在的问题,但开展妇产科护理工作需要护士长考虑设置护理班次,同时在评估中考虑患者功能的评估。护理小组或责任护士需要根据护理计划开展技能训练,可以小组训练形式开展,以增强团队协作能力。

4.提高科室护理人员的护理技能

随着妇产科学日新月异的发展,妇产科护理人员从多元化向专业化发展。因此,掌握专业、规范的妇产科护理技能成为护士从事妇产科护理工作的岗位要求,护士长可以通过组织科室学习、培训、考核等形式,提高护理人员技能。

5.实施安全评估框架下的妇产科护理

尤其是产科病房管理中的重点是安全管理,护士长需在管理中提出安全要求,护士需对环境进行评估,如针对孕产妇,要对地面防滑情况、患者行走能力、患者平衡能力等进行安全评估。

6.开展妇产科护理科研

护士长在开展妇产科护理工作的过程中,要不断发现问题并摸索解决,由此积累大量工作经验,因此开展研究,推动妇产科护理工作专业化、学科化发展具有必要性。

第四节 妇产科感染管理

医院内感染又称为院内获得性感染,是指患者入院后遭受的感染,不包括入院时即有的或已潜伏的感染。

院内感染可分为两大类:一类是外源性感染,是指患者之间、患者与医院工作人员之间的直接感染,或者通过空气、物品间接感染人体;另一类是内因性感染,是指患者抵抗力降低,对本身现有的病菌敏感性增加而发病。

医院内感染已成为临床医学、预防医学和医院管理学面临的一个重要问题。医院内感染的预防和控制,是护理技术管理的一个重要内容,护理人员是具体的执行者,完成的质量如何,直接影响医院内感染预防工作的效果。

妇产科患者在入院治疗恢复期间,受到手术、慢性疾病、贫血,以及营养不良等因素的影响,患者的机体免疫功能低下,容易受到病菌侵袭。患者在接触病原体后,或者是体内滋生内源性病原体,均会引发医院感染,损害患者的身体健康,对疾病的治疗和患者的恢复造成干扰和妨碍。医院感染是影响妇产科患者治疗康复的危险因素,应针对其发生原因和影响因素,采取有效的防控措施。加强医院感染管理,是为了减轻或消除医院感染对于患者身体健康的危害,减少其对于疾病治疗恢复的干扰与妨碍,进而提高妇产科护理质量。

一、产科感染管理

(一)产房的感染管理

1.孕产妇的易感性

(1)容易发生内源性自身感染

(2)阴道内易存在细菌。

(3)胎膜早破,羊水使阴道环境变为碱性。

(4)产妇分娩时造成会阴、阴道及子宫颈等损伤,胎盘剥离造成的创面创伤。

2.病原体

主要病原体有厌氧性链球菌、溶血性链球菌、葡萄球菌、大肠埃希菌、淋病奈瑟菌,以及乙型肝炎病毒、丙型肝炎病毒、柯萨奇病毒等。

3.产房环境管理

(1)产房环境管理:产房应分限制区、半限制区、非限制区,各区域标志明确;每日常规进行地面湿式清扫或擦拭;分娩室使用后应及时做好终末处理。

(2)产房人员管理:凡是进入产房的人员应更衣、穿鞋套,有呼吸道感染者若必须进入时须戴双层口罩;严格限制进入产房的人员数量。

4.无菌物品管理

(1)手术器具及物品必须一用一灭菌,由消毒供应中心统一进行处理。

(2)无菌物品按消毒隔离规定存放于无菌物品存放间,定期检查。

(3)一次性使用无菌物品存放时应去除外包装,分类码放在一次性无菌物品存放间载物架或储柜内,产品不得重复使用。

(4)消毒液:碘伏、酒精等使用后瓶盖须密闭,标记启用时间,每周更换一次。

5.无菌技术管理

(1)医务人员必须严格遵守无菌技术操作规程,接产前按外科手消毒的方法严格执行。

(2)接生时严格遵守操作规范,新生儿脐带处理遵守无菌技术操作原则。

(3)产包应现用现打开,其有效期为4小时,术中手术衣、手套被污染、浸湿或破损,应及时更换;布类无菌单被污染或浸湿应及时加盖;凡怀疑物品、器械被污染时,需重新灭菌后再用,有刷手禁忌者严禁上台。

(4)保持无菌单布及手术衣干燥,潮湿视为污染应更换。无菌包在使用前,必须检查核对包装原样、有效期和灭菌指示带。

(5)重复使用的无菌布单,一经打开,无论是否使用,均必须重新灭菌。一次性物品一旦开启,若未用完,也视为已污染。

(二)母婴同室的感染管理

1.环境物品管理

(1)母婴同室内每一产妇与新生儿为一护理单元,新生儿有独立婴儿床,室内设有流动洗手设施。

(2)母婴同室环境整洁、通风良好,每日可用空气消毒机进行空气消毒或开窗通风,地面湿式打扫。

(3)新生儿沐浴用具一婴一用一消毒。浴巾、内衣等清洗、灭菌后再用。

(4)母婴出院后,其床单位应行终末消毒。

(5)医疗废物严格按照《医疗废物管理条例》处置。

2.人员管理

(1)母婴一方有感染性疾病时,应予隔离。

(2)产妇哺乳前应洗手、清洁乳头。

(3)严格探视制度,限制室内人员数量,患有传染病人员不得探视,任何人接触新生儿前必须清洁洗手。

(4)患有皮肤化脓及其他传染病的工作人员,应暂停与新生儿接触。

3.流程管理

(1)医务人员严格执行无菌技术操作规程、标准预防措施、手卫生规范等相关规范和制度,并向产妇、家属及探视者做好医院感染控制和相关制度的宣传工作。

(2)按规定进行脐带护理。

(3)鼓励母乳喂养,提升新生儿免疫力。

(4)发现传染患者,及时按医院传染病管理要求进行上报及处理。

二、妇科感染管理

妇科内分泌疾病、不孕症、子宫内膜癌、围绝经期患者是发生医院感染的常见人群,发生医院感染为先因素包括患者的年龄、住院时间、流质导尿管,以及合并基础疾病等,应对妇产科发生的危险因素进行总结,进而采取针对性的防控措施。

(一)环境管理

(1)护理人员应拥有丰富的经验,同时具备良好的风险意识和责任意识,能够始终保持专注,警惕治疗和护理过程中的危险因素。

(2)加强对外源性感染因素的防控,病房环境需要保持清洁,病室内物品需要定期消毒。

(3)为了防止病菌通过空气传播,还需要净化室内空气。

(4)合理划分清洁区和污染区,在治疗和护理操作中并使用醒目的标识予以提示,必须严格遵循无菌原则。

(5)医疗器械在使用前后需要进行清洗、灭菌和消毒处理,同时进行细菌学检查,确保其安全投入使用。受到污染的医疗器械、用品,需要及时予以清洁、消毒处理,正确处理医疗废弃物。

(6)发生医院感染的患者,需要及时与非感染患者隔离。同种类型的感染患者,可以集中进行管理。而特殊感染患者,则需要单独安置

(二)疾病管理

(1)针对不同类型疾病的患者,结合其自身的营养状况、免疫功能,评估医院感染的发生风险。内分泌疾病、围绝经期患者受到内分泌失调的影响,机体出现代谢紊乱,导致生理功能的衰退,其免疫功能下降,同时受到情绪紧张的影响,在接触病原体后,易发生医院感染。在治疗和护理期间,应合理使用治疗药物,并注意日常生活的调理。合理膳食,均衡摄入营养,增加优质蛋白、维生素的摄入,同时补充水分,以改善其营养状态。营养状态的改善,对于纠正内分泌失调有着良好的作用效果。与此同时,鼓励患者多进行运动锻炼,并要求其规律作息,有助于增强体质和提高其免疫力,进而预防

医院感染的发生。

（2）需要接受手术治疗的患者,在患者的手术治疗和术后恢复期间,均需要加强对感染因素的控制。术时保持手术室环境的清洁,严格执行无菌操作。术后部位感染是妇科手术常见的并发症,术后应加强对手术切口防护,避免其受到病菌感染。为预防术后感染,术前应详细评估患者是否合并感染的高危因素,提前进行干预,降低术后感染发生的风险。

（3）对于留置尿管的患者,则需要密切关注其引流情况,警惕泌尿感染的发生。清洁患者的外阴、阴道部位,并对引流管进行消毒。在术后恢复期间,医护人员需要指导其排尿训练,尽早撤除导尿管,预防尿潴留和泌尿系统感染的发生。

第二章

妇产科护理技术

第一节 产科常规护理技术

一、子宫底高度和腹围测量

(一)目的

子宫底高度和腹围测量可评估子宫大小是否与妊娠周数相符,以了解胎儿宫内发育情况,及时发现异常妊娠,如巨大儿、胎儿生长受限、羊水过多等;妊娠晚期尚可通过测量子宫底高度和腹围大小间接估计胎儿体重、指导分娩方式的选择。

(二)准备

1.用物准备

检查床、皮尺,必要时准备屏风和便盆。

2.环境准备

关闭门窗,调节室温在 24~28 ℃;注意隐私,拉开床帘(或使用屏风)遮挡孕妇。

3.人员准备

操作者着工作服、修剪指甲、洗手、戴口罩;孕妇意识清醒能配合,排空膀胱。

(三)操作方法

(1)携用物至孕妇床旁,核对孕妇身份;评估孕妇的孕周、意识状态和合作程度、病情、自理能力;解释子宫底高度和腹围测量的目的和方法,取得配合;排空大小便。

(2)关闭门窗,调节室温至 24～28 ℃;拉开床帘或放置屏风遮挡孕妇。

(3)洗手,操作者站于孕妇右侧。

(4)协助孕妇取伸腿仰卧位,头部稍垫高,双腿略分开,暴露腹部。

(5)操作者右手持皮尺置于耻骨联合上缘中点,左手将皮尺另一端沿腹壁正中线到达子宫底最高点,记录宫高。

(6)以脐孔为中心,将皮尺以脐水平绕腹部一周,记录腹围。

(7)协助孕妇起床、整理衣裤。

(8)妥善安置,给予相关健康指导。

(9)整理床单位和用物,分类处置。

(10)洗手、记录。

(四)护理要点

(1)孕妇上下床行动不便,应移除床旁障碍物,必要时扶助,以预防跌倒和坠床。

(2)妊娠晚期孕妇如较长时间取仰卧位,易并发仰卧位低血压综合征,一旦发生应立即指导孕妇左侧卧位,解除子宫压迫,改善血液回流,恢复血压。

(3)皮尺刻度清晰,测量时零点应置于孕妇耻骨联合上缘中点处,紧贴腹部皮肤到达宫底最高处,不能过紧或过松,保证测量值准确。

(4)操作中同时应注意观察腹形大小,如腹部过大或过小、子宫底高度过高或过低、子宫横轴较纵轴长、子宫底高未随妊娠周数增加或增加过快等,均有异常妊娠的可能,需进一步检查。

(5)操作中应注意保暖和遮挡孕妇。

二、四步触诊法

(一)目的

四步触诊法是通过触诊判定胎产式、胎先露、胎方位、胎先露是否衔接、子宫大小是否与孕周相符,并估计胎儿的大小和羊水量的多少的方法。适用于妊娠 24 周以后孕妇。

（二）准备

1.告知患者

操作目的、方法、注意事项、配合方法。

2.评估患者

孕周、腹形及大小、腹壁肌肉的紧张度、腹部皮肤情况，是否为高危妊娠。

3.操作护士

着装整洁、仪表端庄、洗手、戴口罩。

4.物品准备

一次性隔离单、检查床。

5.环境

整洁、安静、光线充足、私密。

（三）操作方法

1.第一步

检查者双手置于子宫底部，了解子宫外形并摸清子宫底高度，估计胎儿大小与妊娠月份是否相符。然后以双手指腹相对轻推判断子宫底部的胎儿部分，如为胎头则硬而圆且有浮球感，如为胎臀则软而宽且形状略不规则。

2.第二步

检查者两手分别置于腹部左、右两侧，一手固定，另一手轻轻深按检查，两手交替，分辨胎背及胎儿四肢的位置。平坦饱满者为胎背，可变形的高低不平部分是胎儿肢体。

3.第三步

检查者右手置于耻骨联合上方，拇指与其余 4 指分开，握住胎先露部，进一步查清是胎头或胎臀，并左右推动以确定是否衔接。如先露部仍高浮，提示尚未入盆；如已衔接则胎先露部不能推动。

4.第四步

检查者两手分别置于胎先露部的两侧，向骨盆入口方向向下深压，再次判断先露部的诊断是否正确，并确定先露部入盆的程度。

(四)护理要点

(1)触诊过程中,注意腹壁肌紧张度(有无腹直肌分离、羊水量)及子宫肌敏感度。

(2)每步手法触诊时间不宜过长、避免刺激宫缩及引起仰卧位低血压综合征。注意动作轻柔,保护隐私;冬季注意保暖。

(3)在触诊时应注意腹部过大者,应考虑双胎、羊水过多、巨大儿的可能;腹部过小、子宫底过低者,应考虑胎儿生长发育受限、孕周推算错误等;若孕妇腹部向前突出(尖腹,多见于初产妇)或向下悬垂(悬垂腹,多见于经产妇)应考虑有骨盆狭窄的可能;若腹部宽,子宫横轴直径较纵轴长,多为肩先露。

三、骨盆外测量

(一)目的

骨盆外测量通过了解骨产道情况,判断头盆是否相称,进而决定胎儿能否经阴道分娩。

(二)准备

1.告知孕妇

操作目的、方法、注意事项、配合方法。

2.评估孕妇

一般状况。

3.操作护士

着装整洁、仪表端庄、洗手、戴口罩。

4.物品准备

骨盆测量器、一次性隔离单。

5.环境

整洁、安静、私密。

6.孕妇准备

排尿、排便后取仰卧位。

(三)操作方法

1.髂棘间径

孕妇取伸腿仰卧位,测量两侧髂前上棘外缘的距离,正常值为

$23\sim26$ cm。

2.髂嵴间径

孕妇取伸腿仰卧位,测量两侧髂嵴外缘最宽的距离,正常值为$25\sim28$ cm。

以上两径线可间接推测骨盆入口横径的长度。

3.骶耻外径

孕妇取左侧卧位,右腿伸直,左腿屈曲,测量第五腰椎棘突下凹陷处(相当于腰骶部米氏菱形窝的上角)至耻骨联合上缘中点的距离,正常值为$18\sim20$ cm。此径线可间接推测骨盆入口前后径长短,是骨盆外测量中最重要的径线。

4.坐骨结节间径

坐骨结节间径又称出口横径。孕妇取仰卧位,两腿屈曲,双手抱膝。测量两侧坐骨结节内侧缘之间的距离,正常值为$8.5\sim9.5$ cm,平均值9 cm。如出口横径<8 cm,应测量出口后矢状径(坐骨结节间径中点至骶尖),正常值为9 cm。出口横径与出口后矢状径之和>15 cm者,一般足月胎儿可以娩出。

5.耻骨弓角度

用两拇指尖斜着对拢,放于耻骨联合下缘,左右两拇指平放在耻骨降支上,测量两拇指之间的角度即为耻骨弓角度。正常为$90°$,$<80°$为异常。

(四)护理要点

(1)操作前做好沟通,取得孕妇的配合。

(2)操作中注意保暖和隐私保护,动作轻柔,指导孕妇深呼吸放松。

(3)操作方法、测量方法正确,数值准确。

(4)操作者掌握各径线正常值。

四、阴道检查

(一)目的

阴道检查可了解宫颈成熟度、宫颈扩张度、是否破膜、骨盆腔大小、确定胎方位及胎头下降程度及先露周围有否异常组织。

(二)准备

1.用物准备

大棉签、聚维酮碘液、无菌手套、一次性垫巾、清洁衣裤。

2.环境准备

关门窗,调节室温在 24～28 ℃;注意隐私,必要时用围帘或屏风遮挡。

3.人员准备

操作者着装规范、修剪指甲、洗手、戴口罩;孕妇意识清醒能配合。

(三)操作方法

(1)核对孕妇床号、姓名,解释操作目的,评估孕妇情况、自理能力及合作程度。

(2)操作者位于孕妇右侧,协助仰卧,双腿屈曲,脱对侧裤腿,注意保暖及隐私保护,臀部垫一次性消毒垫巾。

(3)操作者戴手套,用聚维酮碘液由内向外、由上到下消毒会阴。

(4)右手戴无菌手套,将示指、中指轻轻放入阴道进行检查。

(5)评估软产道情况:宫颈成熟度、宫颈扩张度、是否破膜及羊水性状等。

(6)评估骨产道情况:骨盆腔大小、耻骨弓角度、尾骨活动度、坐骨棘是否突出。

(7)检查确定胎方位、胎头下降程度及先露周围有无脐带等异常组织。

(8)脱去手套,协助孕妇穿好衣裤,取舒适体位。

(9)整理床单位。

(10)给予相关健康指导。

(11)整理用物并分类处置。

(12)洗手、记录。

(四)护理要点

(1)操作前评估孕妇情况,有无禁忌证。

(2)做好沟通,充分取得孕妇的配合。

(3)操作中注意保暖和隐私保护,动作轻柔;指导孕妇深呼吸放松。

(4)操作时应遵循消毒原则,产程中尽可能减少检查次数,避免不必要的检查,以免增加感染机会。经产妇或产程进展快者应适当缩短间隔时间。

(5)检查时需全面评估骨产道、软产道及有无脐带先露或脐带脱垂等异常情况。

(6)检查时须关注宫缩与间歇时的宫口及胎先露变化。

五、胎心音听诊

(一)目的

胎心音听诊可了解胎心节律性、频率,监测胎儿在子宫内情况。多普勒胎心听诊仪适用于妊娠 12 周后,胎心音听诊器适用于妊娠 18~20 周后。

(二)准备

1.告知孕妇

操作目的、方法、注意事项、配合方法。

2.评估孕妇

(1)年龄、意识状态、自理能力、心理状况、合作程度。

(2)孕周大小、胎位及胎动情况。

(3)腹部皮肤情况。

3.操作护士

着装整洁、仪表端庄、洗手、戴口罩。

4.物品准备

多普勒胎心仪、耦合剂、快速手消毒剂、卫生纸、治疗车。

5.环境

整洁、安静、光线、温度适宜、私密。

(三)操作方法

(1)告知胎心音听诊的目的及方法,以取得合作。

(2)协助孕妇取仰卧屈膝位,头部稍垫高,暴露腹部,双腿放平,腹肌放松。

(3)腹部四步触诊法确定胎位,靠近胎背上方的孕妇腹壁处听诊1～2分钟(正常范围120～160/分钟,节律整齐)。

(4)听诊部位:妊娠24周前,胎心音听诊部位多在脐下正中或稍偏左、右。妊娠24周后,听诊部位:①枕先露听诊部位在脐左(右)下方;②臀先露听诊部位在脐左(右)上方;③肩先露听诊部位在脐周围。

(5)听诊完毕,整理用物,及时做好记录。

(四)护理要点

(1)保持环境安静,注意保护隐私,冬季注意保暖。

(2)应与子宫杂音、腹主动脉音及脐带杂音相鉴别。告知产妇胎心音的正常值范围,测得胎心>160次/分或<120次/分,应立即报告医师。

(3)若有宫缩,应在宫缩间歇时听诊。

六、会阴切开与缝合

(一)目的

阴道分娩时,为了避免会阴严重裂伤,减少会阴阻力,切开会阴以利于胎儿娩出,缩短第二产程,保护盆底功能,减少母婴并发症等。

(二)准备

1.用物准备

聚维酮碘液、无菌棉球和纱布、麻醉药物(1%利多卡因)、20 mL注射器、长穿刺针、器械产包(侧切剪、线剪、持针器、有齿镊、血管钳、小量杯)、无菌纱布、有尾纱布、可吸收肠线等。

2.环境准备

关门窗,调节室温在24～28 ℃;注意隐私,必要时用围帘或屏风遮挡。

3.人员准备

操作者着装规范、修剪指甲、戴口罩、外科洗手;产妇意识清醒能配合。

(三)操作方法

(1)向产妇解释操作目的,评估产妇情况、自理能力及合作程度。

(2)产妇取膀胱截石位,注意保暖和隐私保护。

(3)操作者外科洗手、穿无菌衣、戴无菌手套,双人清点纱布。

(4)再次评估产妇产程进展情况、会阴条件及胎儿情况,掌握会阴切开指征,签署知情同意书。

(5)未实施硬膜外镇痛者,采用阴部神经阻滞麻醉。

(6)麻醉起效后,适时行会阴切开。左手中、示指伸入胎先露和阴道侧后壁间,右手持剪刀在会阴后联合正中偏左 0.5 cm 处,与正中线呈 45°,于宫缩时剪开皮肤和黏膜 3～4 cm(正中切开时沿会阴正中线向下切开 2～3 cm)。用纱布压迫止血,必要时结扎小动脉止血。

(7)胎儿胎盘娩出后,会阴切口缝合。检查软产道有无裂伤,阴道内置有尾纱条。

(8)按解剖结构逐层缝合。①缝合阴道黏膜:暴露阴道黏膜切口顶端,用 2/0 可吸收缝线自顶端上方 0.5 cm 处开始,间断或连续缝合阴道黏膜及黏膜下组织,至处女膜环对合打结。②缝合肌层:用 2/0 可吸收缝线间断或连续缝合会阴部肌层、皮下组织。③缝合皮肤:用 3/0 或 4/0 可吸收缝线连续皮内缝合。

(9)取出有尾纱布,检查缝合处有无出血或血肿。

(10)肛诊检查肠线是否穿过直肠黏膜及有无阴道后壁血肿。

(11)准确评估出血量。

(12)整理用物,再次双人清点纱布。

(13)协助产妇取舒适体位,整理床单位,注意保暖。

(14)给予相关健康教育指导。

(15)分类处置用物。

(16)洗手、记录。

(四)护理要点

(1)操作前做好沟通,取得产妇的配合;排空膀胱,必要时行导尿术。

(2)操作中注意保暖和隐私保护。

(3)严格掌握会阴切开术的适应证和切开时机,切开不宜过早,一般预计在2~3次宫缩胎儿可娩出。

(4)切开时剪刀应与皮肤垂直,会阴皮肤与黏膜切口整齐、内外一致;宫缩时,侧切角度宜在60°左右。

(5)正中切开的切口易向下延伸,伤及肛门括约肌。故手术助产、胎儿较大或接产技术不够熟练者不宜采用。

(6)缝合时按解剖结构逐层缝合,注意止血,不留无效腔;从切口顶端上0.5 cm缝合第一针。缝合时缝针不宜过密过紧,一般针距为1 cm。

(7)缝合后仔细检查有无渗血和血肿,肠线有无穿过直肠黏膜,发现异常,及时处理。

第二节　妇科常规护理技术

一、坐浴

(一)目的

坐浴是借助水温与药液的作用,促进局部组织的血液循环,增强抵抗力,减轻外阴局部的炎症与疼痛,使创面清洁,有利于组织的恢复。坐浴适应证:①外阴、阴道手术或经阴道行子宫切除术术前准备;②治疗或辅助治疗外阴炎、阴道非特异性炎症或特异性炎症、子宫脱垂的患者。

(二)准备

(1)护士准备:按要求着装,洗手,戴帽子,戴口罩,核对医嘱。

(2)用物准备:消毒小毛巾1块,坐浴盆1个,30 cm高的坐浴盆架1个。

常用的坐浴溶液如下。①滴虫性阴道炎:0.5%醋酸溶液;1%乳酸溶液或1:5 000高锰酸钾溶液。②外阴阴道假丝酵母菌病:2%~4%碳酸氢钠溶液。③萎缩性阴道炎:0.5%~1%乳酸溶液。④外阴炎及其他非特异性阴道炎、外阴阴道手术前准备:1:5 000高锰酸钾溶液;0.02%碘伏溶液。

(3)环境准备:清洁、安静、舒适。

(4)协助患者取舒适体位。

(5)核对医嘱,携用物至患者床旁。

(6)核对患者,向患者解释坐浴操作目的及过程,并取得同意配合。

(三)操作方法

(1)评估患者。

(2)给予必要遮挡,护士准备用物,根据病情配置溶液,测量温度,根据水温不同坐浴分3种。①热浴:水温在41~43 ℃,适用于渗出性病变及急性炎症浸润,可先熏后坐,持续20分钟左右。②温浴:水温在35~37 ℃,适用于慢性盆腔炎、手术前准备。③冷浴:水温在14~15 ℃,刺激肌肉神经,使其张力增加,改善血液循环。适用于膀胱阴道松弛、性无能及功能性无月经等。持续2~5分钟即可。

(3)协助患者坐浴,嘱患者排空膀胱后全臀和外阴部浸泡于溶液中,一般持续20分钟。

(4)结束后用无菌纱布蘸干外阴部,协助患者整理衣物。

(5)做好沟通宣教指导。

(四)护理要点

(1)月经期妇女、阴道流血者、孕妇及产后7日内的产妇禁止坐浴。

(2)坐浴溶液应严格按比例配置,浓度过高容易造成黏膜烧伤,浓度太低影响治疗效果。

(3)水温适中,不能过高,以免烫伤皮肤。

(4)坐浴前先将外阴及肛门周围擦洗干净。

(5)坐浴时需将臀部及全部外阴浸入药液中。

(6)注意保暖,以防受凉。

二、会阴擦洗/冲洗

(一)目的

会阴擦洗/冲洗是利用消毒液对会阴部进行擦洗/冲洗的技术,由于女性会阴部的各个孔道彼此相距很近,容易产生交叉感染。另外,会阴部温暖、潮湿,病菌很容易滋生。因此,会阴擦洗/冲洗常用于局部清洁。

通过会阴擦洗/冲洗可以保持患者会阴及肛门部清洁,促进患者的舒适和会阴伤口的愈合,防止生殖系统、泌尿系统的逆行感染。会阴擦洗/冲洗适应证:①妇科手术后,留置导尿管者;②会阴部手术术后患者;③产后会阴有伤口者;④长期卧床患者。

(二)准备

(1)护士准备:按要求着装,洗手,戴帽子,戴口罩,核对医嘱。

(2)用物准备:中单橡胶布一块,一次性垫巾一块,一次性治疗巾一块,一次性手套一副。会阴擦洗盘一个,盆内放置消毒弯盘2个,无菌镊子或无菌卵圆钳2把,冲洗壶一个,冲洗或擦洗消毒液500 mL,消毒干棉球、无菌纱布若干,便盆一个。

(3)环境准备:清洁、安静、舒适。

(4)协助患者取舒适体位。

(5)核对医嘱,携用物至患者床旁。

(6)核对患者,向患者解释会阴擦洗/冲洗的操作目的及过程,并取得同意配合。

(三)操作方法

(1)告知患者会阴擦洗的目的、方法、以取得患者的配合。

（2）嘱患者排空膀胱，取膀胱截石位暴露外阴，注意遮挡患者，以减轻患者心理负担。

（3）将会阴擦洗盘放至床边，给患者臀下垫一橡胶单、一次性会阴垫巾或棉布垫。

（4）用一把镊子或消毒止血钳夹取干净的药液棉球，用另一把镊子或止血钳夹住棉球进行擦洗。一般擦洗3遍，第一遍擦洗的顺序为自耻骨联合一直向下擦至臀部，先擦净一侧后换一棉球同样擦净对侧，再用另一棉球自阴阜向下擦净中间。自上而下，自外向内，初步擦净会阴部的污垢、分泌物和血迹。第二遍的顺序为自内向外，或以伤口为中心向外擦洗，其目的是为防止伤口、尿道口、阴道口被污染。擦洗时均应注意最后擦洗肛门，并将擦洗后的棉球丢弃。第三遍顺序同第二遍。必要时，可根据患者的情况增加擦洗的次数，直至擦净，最后用干纱布擦干。

（5）擦洗结束后，为患者更换消毒会阴垫，并整理好床铺。如行会阴部冲洗，注意先将便盆放于橡胶单上，镊子夹住消毒棉球，一边冲洗一边擦洗，冲洗的顺序同会阴部擦洗，冲洗结束后，撤掉便盆，换上干净的会阴垫。

（四）护理要点

（1）擦洗时，应注意观察会阴部及会阴伤口周围组织有无红肿、分泌物及其性质和伤口愈合情况。发现异常及时记录并向医师汇报。

（2）产后及会阴部有伤口的患者，每次排便后均应擦洗会阴，预防感染。

（3）注意最后擦洗有伤口感染的患者，以避免交叉感染。

（4）进行会阴冲洗时，应注意用无菌纱球堵住阴道口，防止污水进入阴道，导致上行感染。

（5）每次擦洗前后护理人员均需洗净双手，然后再护理下一位患者，注意无菌操作。

（6）擦洗结束后为患者更换消毒会阴垫，整理好患者床单位。

三、会阴湿热敷

(一)目的

会阴湿热敷是利用热源和药物直接置于会阴部,以促进会阴局部血液循环,改善组织营养,增强局部白细胞的吞噬作用,加速组织再生和消炎、止痛。会阴湿热敷主要用于会阴部水肿、会阴血肿吸收期、会阴伤口硬结及早期感染等患者。禁忌用于不能会阴擦洗情况、外阴血肿发生 12 小时内或外阴局部有活动性出血者。对意识不清、感觉丧失或迟钝者应慎用,以免发生烫伤。

(二)准备

1.用物准备

棉垫 1 块、一次性垫巾 2 块、热敷药品、消毒弯盘 2 个(内有镊子2 把、纱布数块、医用凡士林)、热源袋(如热水袋或电热宝等)、红外线灯。

2.环境准备

关门窗,调节室温在 24～28 ℃;注意隐私,拉开床帘遮挡患者。

3.人员准备

操作者着工作服、修剪指甲、洗手、戴口罩;患者排空大、小便,意识清醒能配合。

(三)操作方法

(1)携用物至患者床旁,核对患者身份,解释会阴湿热敷的目的和方法,取得患者配合。

(2)患者排空大、小便后,协助患者脱对侧裤腿,取屈膝仰卧位,腿分开,臀下垫一次性垫巾。注意保暖。

(3)热敷部位先涂一薄层凡士林,盖上纱布,再轻轻敷上浸有热敷溶液的温纱布,外面盖上棉布垫保温。

(4)一般每 3～5 分钟更换热敷垫 1 次,也可用热源袋放在棉垫外或用红外线灯照射,延长更换敷料的时间,每次热敷15～30 分钟。

(5)热敷完毕,移去敷布,观察热敷部位皮肤,用纱布拭净皮肤上的凡士林,协助患者穿好衣裤,并整理好床单位。

(6)给予相关健康指导。

(7)整理用物,分类处理。

(8)洗手,记录。

(四)护理要点

(1)操作前做好沟通,充分取得患者的配合。

(2)操作过程中注意保护患者隐私。

(3)会阴湿热敷应在会阴擦洗、清洁会阴局部伤口的污垢后进行。

(4)湿热敷的温度一般为 41~48 ℃,避免温度过高引起烫伤或温度过低达不到效果。

(5)湿热敷的面积应是病损范围的 2 倍。

(6)在热敷的过程中,护理人员应随时评价热敷的效果,并为患者提供一切的生活护理。

(7)定期检查热源袋的完好性,防止烫伤。

四、阴道灌洗/冲洗

(一)目的

阴道灌洗/冲洗是利用消毒液对阴道部位进行清洗的技术,通过阴道灌洗可使宫颈和阴道保持清洁,避免当切除子宫过程中阴道与盆腔相通时,细菌或病原体进入盆腔引起感染,减少术后阴道残端炎症而引起感染等并发症。该技术操作技巧要求较高,同时需要患者的良好配合,操作时应注意动作轻柔。

阴道灌洗/冲洗可以促进阴道血液循环,减少阴道分泌物,缓解局部充血,达到控制和治疗炎症的目的。适合各种阴道炎、宫颈炎的治疗,以及子宫切除术前或阴道手术前的常规阴道准备。

(二)准备

(1)护士准备:按要求着装,洗手,戴帽子,戴口罩,核对医嘱。

(2)用物准备:中单橡胶布 1 块、一次性垫巾 1 块、一次性塑料垫巾 1 块、一次性手套 1 副、消毒灌洗桶 1 个、橡皮管 1 个(橡皮管上有控制冲洗压力和流量的调节开关)、灌洗头 1 个、输液架 1 个、弯盘一个、便盆1个、窥阴器1个、卵圆钳1把、消毒大棉球若干。常用的阴道灌洗溶液有0.02%聚维酮碘溶液、生理盐水、2%～4%碳酸氢钠溶液、1%乳酸溶液、4%硼酸溶液、0.5%醋酸溶液、1:5 000高锰酸钾溶液。

（3）环境准备：清洁、安静、舒适。

（4）协助患者取舒适体位。

（5）核对医嘱，携用物至患者床旁。

（6）核对患者，向患者解释阴道灌洗的操作目的及过程，并取得同意配合。

（三）操作方法

（1）向患者解释操作的方法、目的及可能的感受，已使患者能积极配合。

（2）嘱患者排空膀胱后，取膀胱截石位，臀部垫橡胶单和一次性臀巾，放好便盆。

（3）根据患者的病情配置500～1 000 mL灌洗液，将装有灌洗液的灌洗桶挂于床旁输液架上，其高度距床沿60～70 cm，排去管内空气，试水温（41～43 ℃）适宜后备用。

（4）操作时，操作者右手持冲洗头，先用灌洗液冲洗外阴部，然后用左手将小阴唇分开，将灌洗头沿阴道纵侧壁的方向缓缓插入至阴道达阴道后穹隆部。边冲洗边将灌洗头围绕子宫颈轻轻地上下左右移动；或用窥阴器暴露宫颈后再冲洗，冲洗时不停地转动窥阴器，使整个阴道穹隆及阴道侧壁冲洗干净后，将窥阴器向下按，使阴道内的残留液体完全流出。

（5）当灌洗液约剩100 mL时，夹住皮管，拔出灌洗头和窥阴器，再冲洗1次外阴部，然后扶患者坐于便盆上，使阴道内残留的液体流出。

（6）撤离便盆，用干纱布擦干外阴并整理床铺，换掉一次性塑料垫巾，协助患者采取舒适的体位。

（四）护理要点

（1）灌洗桶与床沿的距离不超过70 cm，以免压力过大，水流过

31

速,使液体或污物进入子宫腔或灌洗液与局部作用的时间不足。

(2)灌洗液温度以 41～43 ℃为宜,温度不能过高或过低。温度过低,患者不舒适,温度过高则可能烫伤患者的阴道黏膜。

(3)灌洗头插入不宜过深,灌洗的弯头应向上,避免刺激后穹隆引起不适或损伤局部组织引起出血。

(4)在灌洗过程中,动作要轻柔,勿损伤阴道壁和宫颈组织。

(5)必要时可用窥阴器将阴道张开,灌洗时应轻轻旋转窥阴器,使灌洗液能达到阴道各部。

(6)产后 10 日或妇产科手术 2 周后的患者,若合并阴道分泌物混浊、有臭味,阴道伤口愈合不良、黏膜感染坏死等,可行低位阴道灌洗,灌洗桶的高度一般不超过床沿 30 cm,以避免污物进入宫腔或损失阴道残端伤口。

(7)未婚女性可用导尿管进行阴道灌洗,不能使用阴道窥器;月经期、产后或人工流产术后子宫颈口未闭或有阴道出血患者,不宜行阴道灌洗,以防引起上行性感染;宫颈癌患者有活动性出血者,为防止大出血,禁止灌洗,可行外阴擦洗。

五、宫颈、阴道上药

(一)目的

部分急性阴道炎、急性宫颈炎或术后阴道残端炎症患者除全身治疗外,有时尚需局部用药治疗,阴道或宫颈上药是妇科常用的辅助治疗及护理方法。单纯阴道放置药片可由患者经医护人员指导后自行完成,其余阴道或宫颈上药多由医护人员在门诊操作实施。

宫颈或阴道上药常用于各种阴道炎、子宫颈炎的成年已婚(或有性生活史)患者及术后阴道残端炎症的患者。女性在月经期、妊娠期及产后 14 日内;阴道不规则流血患者处于流血期;未婚或无性生活史者均不宜进行阴道或宫颈上药。

(二)准备

1.用物准备

阴道灌洗用物、阴道窥器、消毒干棉球、一次性会阴垫巾 1 块、

消毒长镊子 2 把、药品、喷雾器、0.9％氯化钠溶液、一次性无菌手套
1 副及胶布等。

2.药物准备

根据药物的不同剂型可采用不同方法,见表 2-1。

表 2-1　不同剂型的使用方法

剂型	使用方法
片剂	阴道后穹隆塞药
粉剂	喷雾器上药,带线棉球
液体制剂	长棉签涂抹,带线棉球
膏剂	长棉签涂抹,带线棉球
栓剂	阴道后穹隆塞药

3.环境准备

调节室温,屏风遮挡,保护隐私。

(三)操作方法

(1)操作者洗手、戴口罩、准备好用物。

(2)核对患者后向患者说明阴道或宫颈上药目的和方法,嘱患
者排空膀胱,取膀胱截石位,置一次性会阴垫巾于臀下。

(3)操作者一只手持长镊子夹浸湿 0.9％氯化钠溶液的消毒棉
球传递,另一只手持长镊夹住传递的棉球拭去外阴炎性分泌物。戴
手套持阴道窥器暴露阴道及宫颈,用消毒干棉球拭去宫颈黏液及炎
性分泌物。

(4)遵医嘱并根据病情及不同的药物剂型采取相应方式给药。
未婚妇女用长棉签涂抹(棉签必须捻紧并按同一方向转动)或用手
指将药片推入阴道。上非腐蚀性药物时,应转动窥阴器,使阴道四
壁均能涂抹药物;上腐蚀性药物时,要注意保护好阴道壁及正常的
组织,用长棉签操作;阴道栓剂最好晚上或休息时上药,并抬高臀
部;带线棉球上药后应将线尾固定于阴阜上方,并嘱患者于 12～
24 小时后牵出。嘱患者用药期间禁止性生活。

(5)上药完毕,取出阴道窥器,整理所用物品。

(6)洗手、记录:记录给药时间、方法、效果等。

（四）护理要点

(1)操作前做好沟通,充分取得患者的配合,注意有无药物过敏史、有无性生活史,有无阴道出血等情况。

(2)操作过程中注意保护患者隐私。

(3)上药后,取出窥阴器时注意勿把药物带出。

(4)未婚女性上药时不可使用窥阴器,可用细长棉签,但应注意将棉签上的棉捻紧,涂药时顺着一个方向转动,避免棉花脱落遗留于阴道内。

(5)老年患者阴道萎缩,可选小号窥阴器,动作轻柔,避免损伤阴道黏膜。

第三节　妇产科急救护理技术

一、心肺复苏

（一）孕产妇心肺复苏

1.目的

迅速建立起有效的循环和呼吸,从而使孕妇恢复血氧供应和自主呼吸,防止脑缺氧发展,促进脑功能恢复。

2.准备

(1)一般物品:输液车、心电监护仪等。

(2)抢救物品:成人抢救车。

3.操作方法

(1)判断:轻摇其肩部并大声呼叫,示指及中指触及孕妇气管正中部(相当于喉结的位置),向侧方滑动 2～3 cm 至胸锁乳突肌前缘凹陷处,判断有无颈动脉搏动;同时快速判断呼吸是否消失或仅有喘息,整个过程应在 5～10 秒内完成。

（2）呼救：利用一切可利用的人员、通信器材抢救并呼救，即刻计时。

（3）摆体位：根据 2014 年美国产科麻醉与围生医学会共识，心搏骤停的孕妇应平卧于坚实的平面＋手动子宫左侧移位（持续手动让子宫离开中线位置，向左侧移位），或子宫左倾位 30°，减少增大子宫对主动脉及下腔静脉压迫。

（4）胸外心脏按压：美国心脏协会推荐胸骨体外按压部位比普通患者高 2～3 cm，中晚孕期乳房较大的孕妇需通过触摸胸骨来判断，在胸骨中段稍高处按压。按压深度≥5 cm；按压频率≥100 次/分；保证每次按压后胸廓充分回弹，最大限度地减少中断，每次中断按压的时间少于 5 秒。

（5）开放气道：清除呼吸道异物及呕吐物，仰头抬颌法打开气道，在整个复苏过程中开放气道是一个持续状态。

（6）气道通气：在气道畅通的情况下，无自主呼吸的患者应进行口对口人工呼吸；按"C－A－B"复苏流程以通气与按压比 2：30 的比例进行通气和心脏按压。如确定存在通气不足，给予面罩高流量正压通气或 100％氧气，预计困难气道，呼叫麻醉科或重症监护室行气管插管。

（7）除颤与静脉通路：①实施心肺复苏的同时准备进行电除颤，确认心律失常，若心室颤动，立即行直流电非同步除颤；②建立膈肌以上的静脉通道，在国际心肺复苏指南中，针对反复静脉穿刺 3 次失败者或 90 秒内未能穿刺成功者，即推荐采用肱骨骨髓腔液体通道。

（8）用药：0.1％盐酸肾上腺素注射液 1 mg 静脉推注，每 3～5 分钟重复，由专人记录。

（9）重复心肺复苏：胸外心脏按压＋电除颤＋药物，直到自主循环恢复，同时寻找并治疗可能的致病因素。

4.护理要点

（1）妊娠超过 20 周的子宫在卧位时会对腹主动脉和下腔静脉产生压迫，影响 CPR 的成功率，故在胸外按压时宜采取持续人工单手或双手托举子宫左侧移位(LUD)来减少子宫对腹部大血管的压迫,以最大限度地提高 CPR 成功率。

(2)孕产妇对氧需求较一般人群高,且对缺氧的耐受性差,意识丧失后误吸的风险高,建议优先使用接 100% 氧气的球囊面罩通气,并由经验丰富的医务人员尽早做人工气道准备(使用小型气管插管,内径 6~7 mm)。

(3)孕产妇 CPR 流程大致与非妊娠成人一致,胸外按压速度为100~120 次/分钟,按压深度至少 5 cm,按压部位在胸骨中下段;胸外按压与呼吸比为 30∶2;CPR 所用抢救药物、除颤仪使用原则参考非妊娠的成人心搏骤停患者。

(4)"4 分钟原则":即建议围死亡期胎儿分娩评估及实施工作应与孕产妇 CPR 同时启动,最好在心搏骤停发生且实施 CPR 4 分钟后未达到心肺复苏术后自主呼吸循环恢复时立即实施,以最大限度地改善孕产妇和胎儿临床结局。

(二)新生儿心肺复苏

1.目的

新生儿复苏是针对新生儿窒息采取的抢救措施。新生儿窒息是指胎儿娩出后 1 分钟,仅有心跳而无呼吸或未建立规律呼吸的缺氧状态。新生儿心肺复苏能改善新生儿的呼吸和循环功能,减少新生儿并发症,降低围生儿死亡率。

2.准备

(1)助产士准备:呼救新生儿科医师到场,高级产科医师、训练有素的助产士到场,着装整齐,洗手,戴口罩、帽子。

(2)物品准备:备齐各种抢救用物,将用物放在合适的位置。物品包括新生儿辐射抢救台、新生儿吸痰机、吸引管、吸球、大毛巾、肩垫、气管插管管道、导丝、喉镜、新生儿面罩、新生儿自动充气复苏气囊、氧气连接装置、药物(盐酸肾上腺素、氯化钠、纳洛酮、碳酸氢钠)。

(3)产妇准备:向新生儿家长解释缺氧的严重度和复苏的目的,取得其合作和理解。

3.操作方法

(1)新生儿出生前。①呼救:产前诊断胎儿宫内窘迫,准备上台接生,巡回助产士启动院内急救系统,即刻通知助产士(主管或高级责任助产士)、产科上级医师、儿科医师。准备急救物品,配合医师抢救。②调节新生儿恒温辐射抢救台(28~32 ℃),连接好新生儿口鼻吸引管和负压吸痰机,连接适当大小的面罩和自动充气复苏气囊,调整好氧气流量。③在恒温辐射抢救台上放置干净的大毛巾、肩垫(备用)。④按新生儿科医师医嘱,备用好1:10 000肾上腺素、纳洛酮和生理盐水。

(2)新生儿出生后。①出生后立即评估新生儿,快速评估羊水、呼吸或哭声、肌张力,如果各项评分2分,按照新生儿的护理常规进行护理。"有活力的"的定义:呼吸、肌张力好,心率>100次/分。②如果羊水、呼吸或哭声、肌张力及早产当中其中有一项是"否",就要按ABCD流程复苏,计时复苏时间。脐带有搏动之前不要切断脐带,在床边立即复苏。目前关于窒息新生儿复苏时,实施晚断脐的时间不统一,国内专家建议,在窒息新生儿初步复苏和正压通气步骤(至少1分钟内)可以将新生儿放在母亲旁边操作,不用断脐,如果需要胸外按压、气管插管、脐静脉导管给药等步骤可断脐到操作台操作。

(3)新生儿ABCD复苏流程。

A.清理呼吸道。①新生儿有活力:只清理口腔和鼻内的分泌物,如果需要可进行复苏。②新生儿无活力:在进行任何步骤之前对新生儿的气管进行吸引清理;将新生儿摆成"鼻吸气"体位以开放气道,仰卧或侧卧,颈部轻度仰伸"鼻吸气"位使咽后壁、喉和气管成一直线,选择合适、富有弹性的吸痰管,先吸口腔再吸鼻腔,吸痰管插入长度不超过患儿鼻尖到耳垂的距离。开放负压后,将吸痰管边旋转边吸引,慢慢向外提出,手法轻巧,动作轻柔。擦干全身,给予刺激。

B.建立呼吸:经上述处理30秒后,评估心率、呼吸、血氧饱和度,若心率<100次/分或呼吸暂停或喘息样呼吸,给予自动复苏气囊正

压通气,血氧饱和度监测。

C.建立循环:正压通气 30 秒后继续评估心率、呼吸、血氧饱和度,若心率<60 次/分,需要考虑气管插管+胸外按压与正压通气配合。按压部位:胸骨下 1/3。按压的深度:胸廓前后径的 1/3。胸外按压和正压通气的比例应为 3∶1,即 90 次/分按压和 30 次/分呼吸,达到每分钟 120 个动作。

D.药物的使用:30 秒后评估心率仍<60 次/分,考虑使用药物,复苏药物 1∶10 000 盐酸肾上腺素脐静脉注射或气管内给药。

用药后 30 秒,评估心率<60 次/分,要考虑新生儿有否先天畸形,如先天性膈疝、气胸、低血容量等,必要时给予扩容和升压药物;如心率>100 次/分,继续复苏支持治疗,按医嘱转新生儿科继续观察。

4.护理要点

(1)负压吸痰的压力:10～13 kPa。气囊面罩正压通气压力是 20～25 cmH$_2$O,频率是 40～60 次/分(胸外按压时为 30 次/分)。氧流量 5 L/min,面罩不可压在面部,不可将手指或手掌置于患儿眼部,念"1"时挤气囊,念"2,3"时放气,正压呼吸时间超过 2 分钟需插胃管,30 秒正压通气后心率<60 次/分,进行胸外按压(或气管插管)。

(2)气管插管的指征:①需要气管内吸引清除胎粪时;②气囊面罩正压通气无效或要延长时;③胸外按压时;④特殊复苏情况,如先天性膈疝或超低出生体重儿。

(3)气管插管方法:左手持喉镜,使用带直镜片的喉镜进行经口气管插管,整个操作要求在 20 秒内完成并常规做一次气管吸引。①喉镜的选择:选择合适型号的镜片(1 号足月儿用,0 号早产儿用)。②气管导管的选择:内径 2.5 mm 的气管导管适用于体重<1 000 g、胎龄<28 周的新生儿;内径 3.0 mm 的适用于出生体重位于 1 000～2 000 g、胎龄位于 28～34 周的新生儿;内径 3.5 mm 的适用于体重位于 2 000～3 000 g、胎龄位于 34～38 周的新生儿;内径 4.0 mm 的适用于体重>3 000 g、胎龄>38 周的新生儿。

(4)胸外按压的方法:手的正确位置在胸骨下 1/3 处(两乳头连

线中点下方);双指法(用中指和示指或无名指指尖,垂直压迫);拇指法(两拇指可并排放置或重叠,拇指第 1 节应弯曲,垂直压迫,双手环抱胸廓支撑背部)压迫深度为前后胸直径 1/3,放松时指尖或拇指不离开胸骨,下压时间应稍短于放松时间,节奏每秒按压 3 次呼吸 1 次,频率为 120 次/分。30 秒胸外按压后,听心率 6 秒,心率＜60 次/分,重新开始胸外按压(并使用药物)。若心率＞60 次/分,停止胸外按压继续人工呼吸。

二、气管插管

(一)目的

气管插管是指将特制的气管导管,通过口腔或鼻腔插入患者气管内,能迅速解除上呼吸道梗阻,进行有效的机械通气,为气道通畅、通气供氧、呼吸道吸引和防止误吸等提供最佳条件,是一种气管内麻醉和抢救患者的技术。

(二)准备

物资:抢救车、喉镜、气管导管、导管芯、简易人工呼吸器、呼吸过滤器、呼吸机及配套管路、氧气装置、牙垫或口咽道气道、负压吸引装置、一次性吸痰管,一次性 10 mL 注射器、无菌纱布、0.9%氯化钠注射液、500 mg/L 的含氯消毒液、镇静剂或肌松剂、气囊测压表、检查手套、听诊器、医用胶带、开口器或舌钳、护目镜或防溅屏、约束带、速干手消毒剂、医疗垃圾桶、生活垃圾桶。

(三)操作方法

(1)洗手,戴口罩。

(2)查看知情同意书,确认已签署气管插管和机械通气知情同意书。在患者床旁,核对患者的姓名、床号,向患者和家属解释操作的目的及方法;评估患者的意识状态、生命体征及静脉通路开放情况。

(3)准备并检查用物:①检查各种物品是否在有效期内,外包装是否完好,有无潮湿、破损。②根据患者年龄、性别、身材选择相应型号的气管导管,检查气囊有无漏气。③将导管芯插入气管导管内,导管芯不能超过导管尖端(距尖端 2～3 cm)。④检查并安装喉镜。⑤检查负压吸引装置。

(4)安置体位:①取下床头挡板及床栏,调整病床高度。②协助患者取去枕仰卧位,松解患者领口,使口、咽、喉呈一直线。③检查患者口腔,清除分泌物,取下活动性义齿,若有牙齿明显松动时,给予系线固定。

(5)将简易人工呼吸器连接氧气装置(10～12 L/min),辅助通气 1～2 分钟,至血氧饱和度达到 90% 以上。

(6)遵医嘱,双人核对后给予镇静剂或肌松剂,保留药瓶。

(7)配合插入导管。①操作者站于患者头端,护士站于患者一侧,当操作者将喉镜放入患者口腔后,护士用吸引器吸净口、鼻、咽分泌物、血液或胃反流物。②用 0.9% 的氯化钠注射液润滑导管前端,将导管调整至合适的弧度,交予操作者。③插管过程中,密切观察患者生命体征及血氧饱和度。④导管尖端插入声门后,操作者送导管,护士迅速将导管芯拔出,放入牙垫或口咽通气道,操作者取出喉镜。

(8)协助判断导管位置,将简易人工呼吸器前端与气管导管相连,挤压简易人工呼吸器呼吸囊送气。①听诊胸部和上腹部,确定导管在气管内还是在食管内。②观察:双侧胸部起伏一致,气管导管内有冷凝雾气,证明在气管内。③呼气末 CO_2 分压($ETCO_2$)检测:当无 $ETCO_2$ 波形或呼出气 CO_2 分压 < 5 mmHg,表明导管位于食管。

(9)协助调整导管位置,成人经口气管插入深度男性为 22～24 cm,女性为 20～22 cm。若出现单侧肺通气说明导管插入过深,应将导管气囊放气,逐渐外撤导管,听诊双肺呼吸音对称后,再次为气囊充气。

(10)固定导管。①确认导管位置后,护士用注射器向气囊内注气 8～10 mL 直至无漏气杂音,气囊测压表测气囊压力在 20～30 cmH_2O。②用纱布清洁患者面部油脂,先用胶带固定气管导管与牙垫或口咽通气道,再将气管导管妥善固定于患者口周。

（11）吸净气道及口腔内分泌物,遵医嘱接呼吸过滤器吸氧、接呼吸机辅助通气,卫生手消毒。

（12）整理床单位,抬高床头,协助患者取舒适卧位。根据患者配合情况,适当约束患者。

（13）推车回处置室,整理用物,洗手。

（14）观察并记录。观察患者生命体征、面色、血氧饱和度,在病重(病危)患者护理记录单上记录插管日期、时间、插入长度(导管尖端距门齿的距离)、气囊的充气量、压力及氧流量或呼吸机参数,并签字。

(四)护理要点

（1）告知患者及家属气管插管的目的及配合要点。

（2）告知家属行保护性约束的目的及意义。

（3）指导并鼓励患者进行有效咳嗽,做深呼吸,及早拔管。

（4）指导患者在插管期间通过写字板、图片、宣教卡等方式进行有效沟通。

(五)插管后护理

（1）体位:抬高床头 $15°\sim30°$,保持患者头后仰,减轻气管插管对咽、喉的压迫。

（2）每班观察、记录插管长度并交接,成人经口 (22 ± 2) cm,儿童为 $12+$ 年龄 $\div2$,经鼻插管时增加 2 cm。

（3）保持呼吸道通畅,按需吸痰,观察痰液颜色、量及黏稠度。痰液黏稠者持续气道湿化或遵医嘱雾化吸入。

（4）口腔护理:经口气管插管口腔护理由 2 人配合进行,1 人固定气管插管,1 人做口腔护理。口腔护理前吸净插管内及口鼻腔分泌物。

（5）防止非计划拔管:遵医嘱适当约束和镇静。使用呼吸机的患者更换体位时,专人负责管路固定,避免气管插管过度牵拉移位发生脱管。

(六)拔管护理

拔管前吸净口腔及气道内分泌物,气囊放气后拔管。密切观察患者呼吸频率、活动度及氧饱和度。

三、氧气吸入

(一)目的

(1)缓解缺氧状态,纠正缺氧,促进组织的新陈代谢,维持机体生命活动。

(2)提高动脉血氧分压和动脉血氧饱和度,增加动脉血氧含量。

(二)准备

治疗盘内备湿化瓶、一次性鼻氧管、棉签、治疗碗(内装生理盐水)、一次性纱布、别针和橡皮筋(装在一次性培养盒内)、记录卡、蒸馏水或冷开水,扳手、供氧装置一套(氧气筒、氧气表)、手电筒、速干消毒剂、医疗垃圾桶、生活垃圾桶、利器盒等。

(三)操作方法

(1)提供安静、整洁、舒适、安全的环境,携病历至病床。核对患者的床号、姓名等,评估患者缺氧及配合程度。用手电筒查看患者鼻腔情况,告知患者上氧的目的及注意事项,评估氧气装置是否有"满"和"四防"的标志。

(2)协助患者取舒适体位。

(3)遵医嘱准备药液和溶液,洗手,戴口罩。在治疗室内将蒸馏水或冷开水倒入湿化瓶内至其1/3或1/2处。

(4)打开总开关,使气体从气门流出,清除灰尘,迅速关闭总开关。将氧气表螺帽与氧气筒的螺丝接头衔接,手动初步旋紧。用扳手旋紧固定,使氧气表直立于氧气筒旁。连接通气管、湿化瓶。关流量表开关,打开总开关。检查各衔接部分是否漏气。

(5)再次核对患者床号、姓名等。连接湿化瓶及氧气装置,用棉签蘸取生理盐水清洁患者鼻腔,连接鼻氧管并在水杯中检查通气情况,调节所需流量。

(6)将鼻氧管轻轻插入患者鼻腔,用别针和橡皮筋将鼻氧管固定于大单或患者衣领上。

(7)在湿化瓶上写日期及时间,在记录卡上写明上氧的日期及时间、上氧的流量、上氧人的签名,挂于氧气瓶上。观察患者吸氧情况,并告知相关注意事项。用速干手消毒剂喷手,推车回处置室,收拾用物。洗手、取下口罩、签字。

(8)携病历至病床旁再次核对患者床号、姓名并做好解释。取下别针和橡皮筋,取下鼻氧管,用纱布擦拭患者鼻部。关闭流量表开关,将鼻氧管缠绕于手上至根部,取下,丢入医疗垃圾桶内,关闭总开关,放出余气,再关闭流量表开关,记录停氧时间。

(9)卸下湿化瓶及通气管,放入治疗车下层,用扳手卸下氧气表。

(10)收拾用物,告知患者注意事项。用手消毒剂喷手,推治疗车回处置室。洗手、取下口罩、签字。

(四)护理要点

(1)患者吸氧过程中,需要调节氧流量时,应当先将患者鼻导管取下,调节好氧流量后,再与患者连接。停止吸氧时,先取下鼻导管,再关流量表开关。

(2)持续吸氧的患者,应当保持管道通畅,必要时进行更换。

(3)观察、评估患者吸氧效果。

(4)急性肺水肿患者的湿化瓶内加20%～30%乙醇,以改善肺部气体交换,减轻缺氧症状。

(5)氧气筒内气体勿用尽,压力表至少要保留0.5 mPa,以免灰尘进入筒内,再充气时引起爆炸。

(6)对未用尽或已用尽的氧气筒,应分别悬挂"满"或"空"的标志。

四、心电监护

(一)目的

心电监护是指对被监护者进行持续或间断的心电监测。心电监护仪是监测危重患者各种生命体征的最重要、最必要的设备之一。心电监护仪通过24小时对患者心电等项目的监测与分析,准确评估患者的生理状态,在参数超出某一范围时发出警报,提醒医护人员寻找原因,及时抢救患者,为临床诊断及救治提供了重要的参考指标。随着科学技术的发展,心电监护仪在各种病房发挥着越来越大的作用。

(二)准备

心电监护仪、监测导线、配套血压袖带、导电膏或电机胶、皮肤准备用物等。

(三)操作方法

(1)核对患者床号、姓名,向患者解释,消除患者的顾虑,取得合作;协助患者取平卧位,常规做 12 导联的心电图记录。

(2)接好地线,再连接心电监护仪电源线,打开主机开关。

(3)将监护模块插入模块框架中,将电缆插入心电图模块中。

(4)选择电极放置位置,用温水擦拭清洁放置电极的局部皮肤,再用纱布或面布纸擦拭干净。增加组织毛细血管血流并去除皮肤的角质层和油脂,尽可能降低皮肤电阻抗。

(5)放置电极,应避开骨隆突、关节及皮肤皱褶部位,保证电极与皮肤的紧贴。电极应每 2~3 天更换 1 次,减少对皮肤的刺激。

(6)固定导线,确认监护仪电源接通,电极导联线从颈部引出后连接显示器。电极导联不宜从腋下、剑突下引出,以免导联脱落、打折、相互缠绕在一起,以及与其他的监测导线接触。

(7)依次启动心电图、LEAD(选择导联)、ALARM(报警)等键,调整心电监护基线,开启报警参数。根据患者的基线变换报警参数,调整心率或脉搏报警上限、下限,一般为患者基础心率的 20%左右。

(8)根据临床需要选择其他监护模块。严密观察各参数的变化,认真填写监护纪录。

(9)心电监护仪的撤离。①撤离的指征:患者已度过病程急性期,病情稳定,因心律失常猝死的危险性降低。②撤离步骤:a.评估患者的病情,向患者解释,消除患者对心电监护仪的依赖心理。b.切断电源。c.去除患者身上的电极,清洁放置电极的局部皮肤。d.整理用物与床单位,观察病情,记录撤离监护仪的时间。

(四)护理要点

(1)放置监护导联的电极时,应不影响除颤时放置电极板,因此,必须留出暴露一定范围的心前区。

(2)放置电极前,应清洁局部皮肤,电极导线应从颈后引出后连接示波器,不要从腋下引出,以免翻身时拉脱电极,折断导线,影响心电监护。

(3)为获得清晰的心电图波形,要选择最佳的监护导联放置位置。应选择 P 波清晰的导联,通常为 Ⅱ 导联。QRS 波群的振幅应有一定的幅度,足以触发心率计数。

(4)注意避免各种干扰(交流电干扰、肌电干扰)所致的伪差。

(5)操作过程中注意患者保暖。监护时间超过 72 小时应更换电极位置,以防皮肤过久刺激而发生损伤。对于皮肤过敏者,应选择透气性较好的低敏电极,且每天清洁局部皮肤,更换电极贴膜,注意观察局部皮肤有无皮疹。

第三章

正常孕产期管理

第一节　妊娠期妇女的管理

一、妊娠分期

临床上将妊娠分为 3 个时期,即早期妊娠(未达 14 周)、中期妊娠(第 $14 \sim 27^{+6}$ 周)、晚期妊娠(第 28 周及其后)。

(一)早期妊娠

1.症状与体征

(1)停经:育龄妇女,若平时月经规则,月经过期 10 天以上,应考虑妊娠可能,进行常规尿妊娠试验。应当注意的是,某些情况下(如内分泌疾病、哺乳期、服用口服避孕药等药物)妇女可能在月经本来就不规则、稀发甚至无月经来潮的情况下发生妊娠,均应首先进行妊娠试验,明确是否妊娠后进行后续检查和治疗。

(2)早孕反应:有半数以上妇女在妊娠 6 周左右开始出现食欲缺乏、偏食、恶心、晨起呕吐、头晕、乏力、嗜睡等症状,此为早孕反应。可能与血清人绒毛膜促性腺激素(HCG)水平增高、胃肠道功能紊乱、胃酸分泌减少等有关。症状严重程度和持续时间各异,多在孕 12 周后逐渐消失。严重者可持续数月,出现严重水、电解质紊乱和酮症酸中毒。在末次月经不详的病例,早孕反应出现的时间可协助判断怀孕时间。

(3)尿频:早期妊娠增大的子宫可能压迫膀胱或造成盆腔充血,

出现尿频的症状,但不伴尿急、尿痛等尿路刺激症状,应与尿路感染相鉴别。随着妊娠子宫逐渐增大,一般妊娠 12 周后子宫上升进入腹腔,不再压迫膀胱,尿频症状消失。直到临产前先露入盆压迫膀胱,尿频症状再次出现。

(4)乳腺胀痛:妊娠后由于雌孕激素、垂体泌乳素等妊娠相关激素的共同作用,乳腺管和腺泡增生,脂肪沉积,使乳腺增大。孕妇自觉乳房胀痛、麻刺感,检查可见乳头、乳晕着色变深,乳头增大、易勃起。乳晕上皮脂腺肥大形成散在结节状小隆起即蒙氏结节。

(5)妇科检查:双合诊可触及子宫增大、变软。随着妊娠进展,子宫体积逐渐增大,孕 8 周时子宫增大至未孕时的 2 倍;孕 12 周时为未孕时的 3 倍,超出盆腔,可在耻骨联合上方触及。孕 6 周左右由于宫颈峡部极软,双合诊时感觉宫颈与宫体似乎不相连,称为黑加征。孕 8～10 周时由于子宫充血,阴道窥视可见宫颈充血、变软,呈紫蓝色,此为 Chadwick 征。

2.辅助检查

(1)实验室检查:许多激素可用于妊娠的诊断和检测,最常用的是人绒毛膜促性腺激素 β 亚单位(β-HCG)。其他还包括孕酮和早孕因子。

(2)超声检查:是诊断早孕和判断孕龄最快速准确的方法。经腹壁超声最早能在末次月经后 6 周观察到妊娠囊。阴道超声可较腹壁超声提早 10 天左右,末次月经后 4 周 2 天即能观察到 1～2 mm 妊娠囊。

正常早期妊娠的超声检查:首先能观察到的是妊娠囊,为宫内圆形或椭圆形回声减低结构,双环征为早期妊娠囊的重要特征。囊外层的低回声环则可能为周围的蜕膜组织。随着妊娠的进展,妊娠囊逐渐增大,内层强回声环逐渐厚薄不均,底蜕膜处逐渐增厚,形成胎盘。强回声环其余部分逐渐变薄,形成胎膜的一部分。末次月经后 5～6 周阴道超声可见卵黄囊,为亮回声环状结构,中间为无回声区,位于妊娠囊内。卵黄囊是宫内妊娠的标志,它的出现可排除宫外妊娠时的宫内的假妊娠囊。卵黄囊大小为 3～8 mm,停经 10 周时开始消失,12 周后完全消失。妊娠囊＞20 mm 却未见卵黄囊或胎儿时,可能为孕卵枯萎。阴道超声在停经 5 周时可观察到胚芽,胚芽径线超过 2 mm 时常能见到原始心血管搏动。6.5 周时胚芽头臀长约与卵黄囊径线相等。7 周多能分出头尾,8 周时肢芽冒出。孕 5~8 周间,可根据妊娠囊径线推断孕龄。孕 6~18 周期间根据头臀长推断孕龄。妊娠 11~14 周时可准确测量颈部透明带。颈部透明带的厚度联合血清标志物检查是筛查胎儿染色体非整倍体的重要方法。在多胎妊娠中,早孕期超声检查对发现双胎或多胎妊娠,超声观察多胎妊娠绒毛膜囊、羊膜囊的个数对判断单卵双胎或双卵双胎有重要作用。

(二)中、晚期妊娠

随着妊娠进展,子宫逐渐增大,可感知胎动,腹部检查可及胎体,听到胎心音。此时,除通过宫底高度、超声检查等方式推断胎龄、胎儿大小和预产期外,重要的是通过各项筛查排除胎儿畸形、妊娠并发症等异常,早期诊断、早期治疗,确保母儿安全。

1.症状与体征

孕妇经历早孕期各种症状,自觉腹部逐渐增大,孕 16 周后开始感知胎动。

(1)子宫增大:随妊娠进展,子宫逐渐增大,可根据宫底高度初步推断妊娠周数。晚期妊娠可根据宫底高度和腹围推算胎儿体重。

(2)胎动:胎儿在子宫内的活动即为胎动,是活胎诊断依据之一,也是评估胎儿宫内安危的重要指标之一。一般孕 16 周起部分孕妇即可感知胎动。随着孕周增加,胎动逐渐增多,孕 32~34 周达峰值,孕 38 周后逐渐减少。

(3)胎心音:孕 10 周起可用多普勒听到胎心音,18~20 周能通过听诊器经腹壁听到胎心音。胎心音呈双音,正常胎心频率为 110~160 bpm。胎心率低于或超过此范围均提示胎儿宫内异常可能。临床上胎心率检测是判断胎儿宫内安危的重要方法之一。胎心音应与子宫血管杂音、母体心率、脐血管杂音等相鉴别。

(4)胎体:孕 20 周后可于腹壁触及胎体,甚至可看到胎儿肢体在子宫前壁上造成的小隆起。胎头通常呈球状,质硬而圆,有浮球感;胎背宽而平坦;胎臀宽、软,形状略不规则;胎儿肢体小而有不规则活动。可通过腹部触诊判断胎产式和胎方位。

2.辅助检查

(1)超声检查:在中、晚期妊娠中,超声检查能随访胎儿生长发育情况,估算胎儿体重,筛查胎儿畸形,评估胎儿宫内安危,及时发现和诊断产科异常,包括胎盘、羊水、脐带、宫颈等的异常,以便及时采取相应治疗措施。另外对于致死性或存活率低的胎儿畸形,如严重神经管缺陷、α-地中海贫血纯合子、致死性骨骼畸形、18-三体综合征、13-三体综合征等,以及严重影响出生后生活质量的畸形如严重解剖结构异常、21-三体综合征、β-地中海贫血纯合子等可在孕 28 周前进行诊断,及时终止妊娠,降低围产儿死亡率,减少先天缺陷儿的出生,有效提高人口质量。另外,对于合并各种并发症的异常妊娠,超声检查可通过生物物理评分等方式密切监测胎儿宫内健康状况,以助选择最佳治疗方案和最佳分娩时机,降低围产儿死亡率和发病率,提高产科质量。

(2)胎儿心电图(FECG):是通过将电极分别接在孕妇宫底、耻骨联合上方等体表部位,通过间接检测的方式描记出胎儿心电活动的非侵袭性检测方法。一般于妊娠 12 周以后即可检测出。正常 FECG 诊断标准:胎心率 110～160 次/分,FQRS 时限 0.02～0.05 秒,FQRS 综合波振幅 10～30 μV,FST 段上下移位不超 5 μV。

二、胎儿姿势、胎产式、胎先露及胎方位

(一)胎儿姿势

在妊娠晚期,胎儿身体在宫内形成特定的姿势,称为胎儿姿势。通常为适应胎儿生长和宫腔形态,胎儿身体弯曲成与宫腔形态大致相似的椭圆形。胎儿整个身体弯曲,胎背向外突出,头部深度屈曲,下巴贴近前胸,大腿屈曲至腹部,膝部屈曲使足弓位于大腿前方。所有头位胎儿的上肢交叉或平行置于胸前。脐带位于上下肢之间的空隙内。某些情况下,胎儿头部仰伸导致胎儿姿势由屈曲形态改变为仰伸形态,导致异常胎儿姿势的出现。胎儿姿势与是否能够正

常分娩以及一些产科并发症,如脐带脱垂等密切相关。

某些情况下,胎儿头部仰伸导致胎儿姿势由屈曲形态改变为仰伸形态,导致异常胎儿姿势的出现。胎儿姿势与是否能够正常分娩以及一些产科并发症,如脐带脱垂等密切相关。

(二)胎产式

胎体纵轴与母体纵轴的关系成为胎产式。两纵轴平行者为纵产式,占妊娠足月分娩总数的 99.75%;两纵轴垂直者称为横产式,占妊娠足月分娩总数的 0.25%。横产式无法自然分娩,临产后如不能及时转为纵产式或剖宫产终止妊娠,会导致子宫破裂、胎死宫内等严重后果。两纵轴交叉成角度者称为斜产式,为暂时性,在分娩过程中多转为纵产式,偶转为横产式。

(三)胎先露

最先进入骨盆入口的胎儿部分称为胎先露。纵产式有头先露和臀先露。横产式有肩先露。头先露时因胎头屈伸程度不同又分为枕先露、前囟先露、额先露及面先露。前囟先露和额先露多位暂时性的,在分娩过程中通过胎儿颈部屈曲或仰伸转变为枕先露或面先露分娩。如始终保持前囟先露和额先露可导致难产发生。臀先露因下肢屈伸程度不同分为混合臀先露、单臀先露、足先露(包括单足先露和双足先露)。偶尔头先露或臀先露与胎手或胎足同时入盆,称复合先露。正常阴道分娩胎儿多为枕先露。其他胎先露方式如不能及时纠正可能造成难产或意外。

(四)胎方位

胎儿先露部的指示点与母体骨盆的关系称为胎方位,简称胎位。枕先露以枕骨、面先露以颏骨、臀先露以骶骨、肩先露以肩胛骨为指示点,根据指示点与母体骨盆前后左右的关系描述胎方位。

三、妊娠期护理评估

(一)健康史评估

1.社会人口学资料

年龄<18 岁者容易发生难产,年龄 35 岁以上的高龄初产妇容

易并发妊娠期高血压疾病、产力异常等；妊娠早期接触放射线、铅、汞、苯及有机磷农药者可发生流产、胎儿畸形；孕妇的受教育程度、婚姻状况、经济状况、宗教信仰、住址等均应进行评估。

2.目前健康状况

询问孕妇有无早孕反应，以及对饮食的影响程度；休息与睡眠情况、排泄情况、日常活动与自理情况；有无病毒感染史及用药情况；胎动开始时间；妊娠过程中有无阴道流血、头痛、心悸、下肢水肿等症状。

3.既往史

了解有无高血压、心脏病、糖尿病、甲状腺功能亢进、肝肾疾病、血液病等疾病史，有无手术史及手术名称；询问家族中有无高血压、糖尿病遗传性疾病史；询问月经初潮的年龄、月经周期和月经持续时间，有助于准确推算预产期；了解既往的孕产史及其分娩方式，有无流产、早产、难产、死胎、死产、产后出血史。

4.配偶健康状况

重点了解有无烟酒嗜好及遗传性疾病。

(二)推算预产期

询问末次月经(LMP)的日期，推算预产期(EDC)。计算方法为：末次月经第一日起，月份减 3 或加 9，日期加 7。如为阴历，月份减 3 或加 9，日期加 15。实际分娩日期与推算的预产期可以相差 1～2 周。如孕妇记不清末次月经，可根据早孕反应出现的时间、胎动开始时间、子宫底高度和 B 型超声检查的胎囊大小(GS)、胎头双顶径(BPD)及股骨长度(FL)值等推算预产期。

(三)身体评估

1.全身检查

观察发育、营养、精神状态、身高及步态。测量身高和体重，计算体质指数(BMI)。测量生命体征，正常孕妇血压不超过 140/90 mmHg，或与基础血压相比，升高不超过 30/15 mmHg。协助检查心肺有无异常、乳房发育情况、脊柱及下肢有无畸形。

2.产科检查

包括腹部检查、骨盆测量、阴道检查、肛诊和绘制妊娠图。检查前告知孕妇检查目的,注意保护隐私。

3.腹部检查

排尿后,孕妇仰卧于检查床上,头部稍抬高,露出腹部,双腿略屈曲分开,放松腹肌。检查者站在孕妇右侧。

(1)视诊:注意腹部大小及形状,有无妊娠纹、手术瘢痕。腹部过大者,应考虑双胎、羊水过多、巨大儿的可能;腹部过小、宫底过低者,应考虑胎儿生长受限、孕周推算错误等;如孕妇腹部向前突出(尖腹,多见于初产妇)或向下悬垂(悬垂腹,多见于经产妇),应考虑有骨盆狭窄的可能。

(2)触诊:注意腹壁肌肉的紧张度,有无腹直肌分离,注意羊水量的多少及子宫肌的敏感度。用手测宫底高度,用软尺测耻骨上方至子宫底的弧形长度及腹围值。用四步触诊法检查子宫大小、胎产式、胎先露、胎方位及先露是否衔接。在做前 3 步手法时,检查者面向孕妇,做第 4 步手法时,检查者应面向孕妇足端。具体内容见第二章第一节。

(3)听诊:胎心音在靠近胎背侧上方的孕妇腹壁听得最清楚。枕先露时,胎心音在脐下方右或左侧;臀先露时,胎心音在脐上方右或左侧;肩先露时,胎心音在脐部下方听得清楚。当腹壁紧、子宫较敏感、确定胎背方向有困难时,可借助胎心音及胎先露综合分析判断胎位。

4.骨盆外测量

了解骨产道情况,以判断胎儿能否经阴道分娩。

5.阴道检查

确诊早孕时即应进行阴道检查,妊娠最后一个月以及临产后应避免不必要的检查。

6.肛诊

以了解胎先露部、骶骨前面弯曲度、坐骨棘及坐骨切迹宽度,以及骶骨关节活动度。当难以确定胎先露是胎头或胎臀时,可进行肛诊以协助判断。

7.绘制妊娠图

将各项检查结果如血压、体重、宫高、腹围、胎位、胎心率等填于妊娠图中,绘制曲线图,观察动态变化,及早发现并处理孕妇或胎儿的异常情况。

(四)心理-社会评估

1.孕妇心理评估

妊娠早期,评估孕妇对妊娠的接受程度,有哪些影响因素,妊娠以后与家人和配偶的关系等。妊娠中、晚期,评估孕妇对妊娠和分娩有无焦虑、恐惧心理。妊娠中、晚期,子宫明显增大,孕妇负担加重,行动不便,甚至可出现睡眠障碍、腰背痛等症状,大多数孕妇急切盼望分娩。随着预产期的临近,孕妇又因对分娩疼痛而焦虑,担心能否顺利分娩、分娩过程中母儿安危等。

2.家庭支持系统评估

配偶对此次妊娠的态度最为重要。妊娠对准父亲也是一种心理压力,他会经历与孕妇同样的情感冲突,他为妻子在妊娠过程中的身心变化而感到惊讶,要适应妻子多变的情绪。因此,评估准父亲对妊娠的感受和态度,可帮助他成为孕妇强有力的身心支持者。另外,还需评估孕妇的家庭经济、居住环境、宗教信仰等状况。

(五)高危因素评估

重点评估孕妇是否存在下列高危因素:年龄<18岁或≥35岁;残疾;遗传性疾病史;既往有无流产、异位妊娠、早产、死产、死胎、难产、畸胎史;有无妊娠合并症如心脏病、肾病、肝病、高血压、糖尿病等;有无妊娠并发症如妊娠期高血压疾病、前置胎盘、胎盘早剥、羊水异常、胎儿生长受限、过期妊娠、母儿血型不符等。

(六)辅助检查

1.常规检查

血常规、尿常规、血型(ABO和Rh)、肝功能、肾功能、空腹血糖、乙型肝炎表面抗原(HBsAg)、梅毒螺旋体、人类免疫缺陷病毒(HIV)筛查等。

2.超声检查

妇娠 18～24 周时进行胎儿系统超声检查,筛查胎儿有无严重畸形;超声检查可以观察胎儿生长发育情况、羊水量、胎位、胎盘位置、胎盘成熟度等。

3.妊娠期糖尿病检查

直接行 75 g OGTT,诊断标准为空腹血糖 5.1 mmol/L,1 小时血糖 10.0 mmol/L,2 小时血糖为 8.5 mmol/L。

四、妊娠期营养管理

(一)妊娠期增强营养的重要性

妊娠期是生命早期 1 000 天的起始阶段,营养作为最重要的环境因素,对母儿双方的近期和远期健康都将产生至关重要的影响。孕期胎儿的生长发育、母体乳腺和子宫等生殖器官的发育,以及为分娩后乳汁分泌进行必要的营养储备,都需要额外的营养。因此,妊娠各期妇女膳食应在非孕妇女的基础上,根据胎儿生长速度及母体生理和代谢的变化进行适当调整。

(二)妊娠期营养评估与计划实施

1.妊娠期营养评估

(1)询问孕妇过去的饮食习惯,包括饮食形态、内容及摄入量。

(2)询问孕妇有无胃肠道疾病史;有无甲状腺功能亢进或糖尿病等内分泌疾病史;有无食物过敏史。

(3)妊娠后孕妇饮食习惯有无改变,有何改变,早孕反应对孕妇饮食的影响程度等。

(4)身体评估:测量体重,结合身高和妊娠前体重,判断孕妇体重的增长是否在正常范围内;定期产检,测宫高、腹围,判断胎儿在宫内的生长发育情况。

(5)心理和社会因素评估:评估有无影响孕妇膳食的心理或社会文化因素,如宗教信仰对饮食的限制(如回族),经济拮据限制孕妇的购买力等。

(6)诊断检查:必要时做血常规检查测孕妇血红蛋白值以了解

其营养状况。

2.妊娠期营养计划实施

在全面评估孕妇营养状况的基础上,制订个性化的孕妇营养管理计划,可提高健康教育效果,促进孕妇采取有利于自身和胎儿健康的膳食行为和生活方式。

(1)补充叶酸,常吃含铁丰富的食物,选用碘盐。叶酸对于预防神经管畸形和高同型半胱氨酸血症、促进红细胞成熟和血红蛋白合成极为重要。孕期叶酸应达到 600 μgDFE/d,除经常吃含叶酸丰富的食物外,还应补充叶酸 400 μgDFE/d。孕期应常吃含铁丰富的食物,铁缺乏严重者可在医师指导下适量补铁。此外,碘是合成甲状腺素的原料,是调节新陈代谢和促进蛋白质合成的必需微量元素,除了选用碘盐外,每周应摄入 1～2 次含碘丰富的海产品。

(2)妊娠呕吐严重者,可少量多餐,保证摄入含必要量碳水化合物的食物。妊娠早期无明显早孕反应者可继续保持孕前平衡膳食,孕吐较明显或食欲不佳的孕妇不必过分强调平衡膳食,可根据个人的饮食嗜好和口味选用清淡适口、易于消化的食物,少量多餐,尽可能多地摄入食物,特别是含碳水化合物的谷薯类食物。进餐时间和地点亦可依据个人反应特点而异,具体可采取以下饮食措施:①早晨可进食干性食品,如馒头、面包干、饼干、鸡蛋等。②避免油炸及油腻食物和甜品,以防胃液逆流而刺激食管黏膜。③可适当补充维生素 B_1、维生素 B_2、维生素 B_6 及维生素 C 等以减轻早孕反应的症状。

(3)孕中晚期适量增加奶、鱼、禽、蛋、瘦肉的摄入。孕中期开始,胎儿生长速度加快,可在孕前膳食的基础上,增加奶类 200 g/d,动物性食物(鱼、禽、蛋、瘦肉)孕中期增加 50 g/d,孕晚期增加125 g/d,以满足对优质蛋白质、维生素 A、钙、铁等营养素和能量增加的需要。建议每周食用 2～3 次鱼类,以满足对胎儿脑发育有重要作用的不饱和脂肪酸的需要。

(4)适量身体活动,维持孕期适量增重。体重增长是反映孕妇营养状况的最实用的直观指标,与胎儿出生体重、妊娠并发症等妊娠结局密切相关。为保证胎儿正常生长发育,应使孕期体重增长保持在适宜范围。

身体活动有利于愉悦心情和自然分娩。若无医学禁忌,多数活动和运动对孕妇都是安全的。孕中、晚期每天应进行 30 分钟中等强度的身体活动。常见的中等强度运动包括快走、游泳、打球、跳舞、孕妇瑜伽等。孕妇应根据自身情况和孕前运动习惯,结合主观感觉选择活动类型,量力而行,循序渐进。

(5)禁烟酒,愉快孕育新生命,积极准备母乳喂养。烟草、酒精对胚胎发育的各个阶段都有明显的毒性作用,容易引起流产、早产和胎儿畸形。有吸烟饮酒习惯的妇女必须戒烟禁酒,远离吸烟环境,避免二手烟。

五、妊娠期常见症状的护理

(一)恶心与呕吐

1.原因

妊娠期恶心、呕吐的原因和机制尚不明确,一般认为与孕妇体内人绒毛膜促性腺激素(HCG)增多、胃酸分泌减少及胃排空时间延长有关,也有人认为与孕妇的精神状态、心理压力、家庭经济状况等也有一定的关系。

2.临床表现

(1)恶心与呕吐特点:约半数孕妇在妊娠 6 周左右出现,尤其于清晨起床时更为明显;一般于妊娠 12 周左右消失。

(2)伴随症状:除了恶心、呕吐外,还可伴有头晕、疲乏、嗜睡等不适,食欲与饮食习惯也有所改变,如食欲缺乏、厌油腻等。孕妇虽有晨吐,但体重会随着妊娠进展而增加,一般不会出现脱水。

(3)妊娠剧吐:妊娠剧吐与普通呕吐有所不同,主要表现为频繁恶心呕吐,不能进食,以致发生体液失衡及新陈代谢障碍,甚至危及孕妇生命。

3.护理措施

(1)起床时宜缓慢,避免突然起身。

(2)每天进食 5～6 餐,少量多餐,避免空腹状态;清晨起床时可先吃几块饼干或面包;两餐之间进食液体;食用清淡食物,避免油炸、难消化或引起不舒服气味的食物。

(3)给予精神鼓励与支持,以减少困扰和忧虑。

(4)若妊娠 12 周以后仍继续呕吐,甚至影响孕妇营养时,应考虑妊娠剧吐的可能,需住院治疗,以纠正水、电解质紊乱。

(5)对偏食的孕妇,在不影响饮食平衡的情况下,可不做特殊处理。

(二)尿频

1.原因

(1)尿量增加:妊娠以后,母体的代谢产物增加,胎儿的代谢产物需由母体排出,因而大大增加了肾脏的工作量,使尿量增加。

(2)膀胱受压:在妊娠初期和晚期,骨盆腔内的器官位置发生相对改变,导致膀胱承受的压力增加,容量减少,即便有很少的尿也会使孕妇产生尿意,进而发生尿频。妊娠 3 个月内,子宫尚未超出盆腔,在盆腔占据大部分位置,直接压迫膀胱;妊娠晚期,胎头衔接进入骨盆,再次压迫膀胱,孕妇出现尿频。

2.临床表现

(1)小便次数增多:白天超过 7 次,晚上超过 2 次,且两次间隔在 2 小时以内。

(2)尿色正常:不浑浊,没有血尿。

(3)无其他伴随症状:不伴有尿急、尿痛、发热、腰痛等现象。

3.护理措施

(1)若无任何感染征象,可给予解释,不必处理。

(2)孕妇无需通过减少液体摄入量的方式来缓解症状,有尿意时应及时排空,此现象产后可逐渐消失。

(三)白带增多

1.原因

妊娠以后,黄体分泌大量雌激素和孕激素,以维持孕卵的着床和发育;12 周后,胎盘逐渐替代黄体继续合成大量雌激素和孕激素,致阴道上皮增厚、血管充血、渗出液和脱落细胞增多,宫颈肥大、柔软、充血,腺体分泌旺盛,分泌物和阴道渗出液以及脱落细胞混在一起形成白带,不断排出体外。

2.临床表现

于妊娠初 3 个月及末 3 个月明显,是妊娠期正常的生理变化,但应排除假丝酵母菌、滴虫、淋病奈瑟菌、衣原体等感染。从阴道流出的白带增多,颜色呈乳白色、清澈透亮、鸡蛋清样,无味或稍有腥味,无其他不适。

3.护理措施

(1)嘱孕妇每日清洗外阴或经常洗澡,以避免分泌物刺激外阴部,保持外阴部清洁,但严禁阴道冲洗。

(2)指导穿透气性好的棉质内裤,经常更换。分泌物过多的孕妇,可用卫生巾并经常更换,增加舒适感。

(四)便秘

1.原因

(1)激素水平的变化:妊娠以后,孕妇血中孕激素增加、胃肠激素下降,致胃酸分泌减少、胃肠道肌肉张力下降及蠕动能力减弱,食物在胃肠道停留时间延长,食物残渣中的水分被肠壁细胞重吸收,粪便变得干而硬,排出困难。

(2)生活方式的改变:妊娠早期,孕妇卧床时间增多,运动相对减少,肠蠕动减慢;孕妇的膳食结构中粗粮减少,缺少膳食纤维,粪便量减少,缺乏对肠壁的刺激和推动作用。

(3)其他因素:增大的子宫压迫肠道,使粪便运转速度减慢;痔核引起的疼痛等。

2.临床表现

(1)伴随症状:孕妇有便意却不能排出,可致腹胀和食欲下降;经常排便用力,还可引发或加重原有的痔疮。

(2)影响胎儿发育:长期便秘可增加孕妇体内的毒素,可出现皮肤色素沉着、瘙痒、毛发枯干等。若毒素重新被回收至血液,可致食欲减退、精神萎靡、头晕乏力,甚至影响胎儿发育。

3.护理措施

(1)嘱孕妇养成每日定时排便的习惯。

(2)多吃水果、蔬菜等含纤维素多的食物,同时增加每日饮水量。

(3)适当增加活动。

(4)未经医师允许不可随便使用大便软化剂或泻剂。

(五)水肿

1.原因

(1)醛固酮分泌增多:妊娠以后,孕妇体内醛固酮分泌增多,机体对钠和水的吸收作用增强,易引起水肿。

(2)下肢静脉受压:随着孕妇子宫的逐渐增大,子宫压迫下肢静脉,引起下肢静脉血液回流不畅而产生水肿,这是孕期水肿发生的主要原因。

(3)血容量增加:妊娠以后,孕妇的血容量增加,体内水分也增加。妊娠期增加的血液中,血浆所占的比例更大,血液相对变稀,血浆胶体渗透压降低,水分移向组织间隙而水肿。

(4)不健康的生活方式:包括摄取的盐分过多、长时间站立步行或久坐等。摄取盐分过多加重水、钠潴留。下肢长时间处于较低位置,因重力作用,下肢静脉血液回流困难加重下肢水肿。

2.临床表现

多见于妊娠晚期。初期表现为活动后的双侧足部或手指肿胀,休息后或晨起后水肿减轻或消退。随着子宫的增大,压迫更加明显,水肿可扩散至两侧小腿,一般产后一周逐渐恢复。

3.护理措施

(1)指导孕妇采取左侧卧位,解除增大的子宫对下腔静脉的压迫,下肢稍垫高,避免久站久坐。

(2)对需长时间站立的孕妇,可采取两侧下肢轮流休息,收缩下肢肌肉,以利于血液回流。

(3)适当限制孕妇对盐的摄入,但不必限制水分。

(4)如下肢明显凹陷性水肿或经休息后不消退者,应及时诊治,警惕妊娠期高血压疾病的发生。

(六)腰背痛

1.原因

随着子宫的增大,孕妇的身体重心逐渐前移,在站立或行走时,为保持重心平衡,头部及肩部后仰,腹部前凸,这种姿态容易造成腰部脊柱的过度前凸,从而引起腰背酸痛。妊娠期分泌的激素使支撑关节之间的韧带松弛,增加了腰背痛的风险。腰背痛是正常的生理现象,但如果同时伴有尿频、尿急等症状,应考虑肾盂肾炎的可能。

2.临床表现

多发生于妊娠后期,由于孕妇为保持身体平衡而重心前移,体态改变等,部分孕妇感觉腰背部疼痛或不适。

3.护理措施

(1)指导孕妇穿低跟鞋,在俯拾或抬举物品时,保持上身直立,弯曲膝部,用两下肢的力量拾起。

(2)如因工作需要长时间弯腰,妊娠期以后应调整工作岗位。

(3)疼痛严重者,需卧床休息,局部热敷。

第二节　分娩期妇女的管理

一、影响分娩的因素

(一)产力

产力是指胎儿及其附属物由子宫排出的动力,包括子宫收缩力,腹肌、膈肌收缩力、肛提肌收缩力。

1.子宫收缩力

子宫收缩力起主导作用,具有节律性、对称性、极性、缩复作用四大特点。

(1)节律性:不随意、有规律的阵发性收缩伴疼痛。

(2)对称性:正常宫缩时,宫缩由两侧宫角底集中向下段扩散,然后均匀、协调的宫缩遍及全子宫。

(3)极性:宫缩时宫底部肌肉收缩最强、最持久,向下逐渐变弱。

(4)缩复作用:子宫纤维每次收缩后变短变粗,不能恢复至原来的长度。缩复作用可使宫腔逐渐变小,从而使胎儿先露逐渐下降。宫颈管慢慢展平,有利于产后子宫复旧。

2.腹肌和膈肌的收缩力

第二产程时,先露下降压迫骨盆底及直肠,反射性引起肌肉收缩,出现排便感及屏气。

3.骨盆肛提肌收缩力

宫口开全后,帮助完成分娩机制及胎盘娩出,有助于胎儿内旋转、胎头仰伸。

(二)产道

产道是胎儿娩出的通道,可分为骨产道和软产道。

1.骨产道

骨产道由有骶骨、两侧髂骨、耻骨、坐骨及其相互连接的韧带组成。骨产道各平面径线、骨盆倾斜度、骨盆类型均对分娩有影响。骨盆任一平面或任何一径线异常将导致难产,严重时危及母儿生命。

2.软产道

软产道由子宫下段、子宫颈、阴道和骨盆底软组织组成。子宫峡部未孕时长 1 cm,妊娠后逐渐拉长,至妊娠末期形成子宫下段。临产后,因子宫缩复作用,下段可达 7～10 cm,成为软产道的一部分。

(三)胎儿

在分娩过程中,胎儿能否顺利通过产道,除产力和产道因素外,还取决于胎儿大小及有无畸形。

1.胎儿大小

胎儿大小是决定分娩难易的重要因素之一。胎头是胎体最大部分,是胎儿通过产道最困难的部分,胎儿过大致胎头径线大时,尽管骨盆正常大,也可引起相对性头盆不称形成难产。

2.胎儿畸形

胎儿某一部分发育异常,如脑积水、连体儿等。由于胎头或胎体异常,通过产道常发生困难,影响胎儿顺利娩出。分娩前对胎儿能否阴道分娩时应及时评估。

(四)精神、心理因素

分娩对产妇来说是一种持久而强烈的应激原,产妇精神、心理因素能够影响机体内平衡、适应力等,使机体产生一系列变化。

二、产程分期与护理

(一)第一产程与护理

第一产程是宫颈扩张期,是产程的开始。第一产程时间长,可发生各种异常,需严密观察。

1.护理评估

(1)健康史:查看产妇产前检查记录了解孕期情况,重点了解年龄、身高、体重、有无不良孕产史、有无合并症等;了解孕期是否产前定期检查,有无阴道流血或流液;心理状况;B超等重要辅助检查的结果。

(2)专科评估。①子宫收缩:产程开始时,出现伴有疼痛的子宫收缩,俗称"产痛"或"阵痛"。开始时宫缩持续时间较短且弱,间歇时间较长。随着产程进展,持续时间变长,且强度不断增强,间歇时间渐短。护士在产程中需重视观察并记录子宫收缩的情况,包括宫缩持续时间、间歇时间及强度,临床常用触诊观察法和电子胎儿监护。②胎心:胎心是产程中极为重要的观察指标,正常胎心率为110~160次/分。临产后更应严密监测胎心的频率、规律性和宫缩后胎心有无变异,注意与孕妇的脉搏区分。③宫口扩张和胎头下降:宫口扩张和胎头下降的速度和程度是产程观察的两个重要指标,通过阴道检查可了解宫口扩张及胎头下降情况,胎头下降程度是决定胎儿能否经阴道分娩的重要观察指标。④胎膜破裂:正常破膜时间多发生于宫口近开全时,若破膜,推动先露部可见羊水流出。确定破膜时间,羊水颜色、性状及量。破膜后宫缩常暂时停止,产妇略感舒适,随后宫缩重现且较前增强。

2.护理措施

(1)一般护理。①生命体征监测:临产后,宫缩频繁致产妇出汗较多,加之阴道血性分泌物及胎膜破裂羊水流出,易导致感染。因此在做好基础护理的同时,应注意监测体温。宫缩时,血压会升高5～10 mmHg,间歇期复原。产程中应每4～6小时测量一次,若发现血压升高或高危人群,应增加测量次数并给予相应的处理。②饮食指导:临床过程中,长时间的呼吸运动和流汗,孕妇体力消耗大。为保证顺利分娩,应鼓励孕妇在宫缩间歇期少量多次进食高热量、易消化、清淡的食物。③休息与活动:临床后,应鼓励产妇在室内活动,可采取站、蹲、走等形式,利于产程的进展。④排尿及排便:临床后,鼓励产妇每2～4小时排尿1次,以免膀胱充盈影响宫缩及胎先露下降。⑤人文关怀:对产妇的陪伴和心理支持非常重要,待产过程中,改变产妇对分娩的认识,通过按摩来镇痛等,都有利于分娩。

(2)专科护理。①胎心监测:胎心监测应在宫缩间歇期完成,潜伏期每小时听胎心音1次,活跃期每15～30分钟听诊胎心音1次,每次听诊1分钟。②观察宫缩潜伏期:应每2～4小时观察1次,活跃期每1～2小时观察1次,一般需要连续观察至少3次。若产程进展慢、子宫收缩欠佳,应及时处理。处理方法是没有破膜的产妇,可行人工破膜,使胎先露充分压迫宫口,加强子宫收缩;对于已破膜但宫缩欠佳的产妇,可以遵医嘱静脉滴注缩宫素以促进宫缩。③观察宫颈扩张和胎头下降程度:通过阴道检查来判断。如果胎膜已破,则应上推胎头了解羊水和胎方位。若胎方位异常、产程进展好,则可继续观察到宫口开全。若产程进展慢,应了解宫缩情况,宫缩好可改变产妇体位以助改变胎方位;宫缩差,应加强宫缩。④胎膜破裂的处理:一旦胎膜破裂,应立即听诊胎心,并观察羊水性状和流出量。有无宫缩,同时记录破膜时间。若羊水粪染,胎心监测正常,宫口开全或近开全,可继续观察,给予产妇吸氧等待胎儿娩出。若胎儿已出现宫内缺氧征象,应用产钳或胎头吸引术助产。

(3)分娩期疼痛护理:分娩期疼痛是一种很独特的疼痛,有别于其他任何一种病理性疼痛。疼痛多为痉挛性、压榨性、撕裂样,由轻、中度疼痛开始,随宫缩增强而逐渐加剧,部位不只限于下腹部,会放射至腰骶部、盆腔及大腿根部。护士可协助产妇采取舒适体位,及时补充热量和水分,定时督促排尿,减少不必要的检查。也可采用药物性、非药物性方法减轻疼痛。

(二)第二产程与护理

第二产程又称胎儿娩出期,是从宫口开全至胎儿娩出的全过程。

1.护理评估

(1)生命体征及临床表现:观察产妇的生命体征,有无不适主诉;评估有无尿潴留,询问有无便意感。评估产妇及家属精神状态,是否有焦虑、急躁、恐惧等情绪反应,家属是否紧张,是否配合。

(2)专科评估。①子宫收缩增强:进入第二产程后,宫缩的频率和强度达到高峰。宫缩持续时间1分钟或以上,间歇期仅1～2分钟。②胎儿下降及娩出:当胎头将至骨盆出口压迫骨盆底组织时,产妇有排便感。宫缩时,产妇不自主地向下屏气。宫缩时胎头露出于阴道口,露出部分不断增大,宫缩间歇期胎头又缩回阴道内,称胎头拨露。当胎头双径线越过骨盆出口,宫缩间歇时胎头也不再回缩,称胎头着冠。此时会阴极度扩张,产程继续进展,胎头枕骨以耻骨弓下方为支点,出现仰伸动作,胎头娩出。接着出现复位及外旋转,随后胎儿前肩和后肩相继娩出,胎体很快顺利娩出,后羊水随着涌出,第二产程结束。

2.护理措施

(1)心理护理:第二产程时,护士应陪伴在产妇身旁,及时提供产程进展信息,给予安慰、鼓励和支持,协助其完成进食、擦汗、排尿等生活需求。

(2)产程观察。①宫缩观察:观察宫缩的强度和持续时间,有无宫缩减弱或强直性宫缩,产程进展缓慢时应注意观察子宫的形状及有无压痛,排除先兆子宫破裂的可能。②胎心监测:此期应密切监测胎心,仔细观察胎儿有无急性缺氧等情况。应每5～10分钟听胎心1次,若发现胎心减慢,需持续胎心监测,及时评估、采取措施。③判断胎先露下降程度:判断胎先露下降程度及胎方位,注意有无头盆不称。避免胎头长时间受压。④生命体征监测:每小时测量产妇血压、脉搏,每4小时测量体温、呼吸,如有异常或产妇有不适,随时监测。

(3)指导产妇屏气用力:正确使用腹压是缩短第二产程的关键。宫口开全后,指导产妇在宫缩时正确运用腹压,宫缩间歇期休息,保持体力。

(4)接产准备:当初产妇宫内开全、经产妇宫口扩张4～5 cm,且宫缩规律有力时,应做好接产准备工作。

(5)接产:接产前要评估胎儿宫内情况、评估产妇会阴条件,护士配合医师,做好助产工作。新生儿娩出后注意保暖,必要时清理口腔、咽部及鼻腔内的黏液。之后对新生儿进行全身检查,注意新生儿外观有无畸形,系好脚腕带和手腕带,印足印,测量身长,称体重等。在分娩记录单上需详细记录产妇姓名、各产程时间、出血量、会阴情况、特殊情况等。新生儿病历单需记录新生儿性别、出生时间、身长、体重、Apgar评分、新生儿外观检查结果等。

(三)第三产程与护理

第三产程又称胎盘娩出期,从胎儿娩出至胎盘胎膜娩出需5～15分钟,不应超过30分钟。

1.护理评估

(1)了解第一、第二产程的经过及其处理。①生命体征监测:监测产妇的生命体征,观察有无不适主诉。②心理-社会状况:评估产妇的情绪状态,对新生儿性别、健康及外形等是否满意,能否接受新生儿。有无进入母亲角色等。

(2)专科评估。①子宫收缩:胎儿娩出后,子宫底将至脐平,产妇略感轻松,宫缩暂停数分钟后再次出现。②胎盘娩出:胎儿娩出后,由于宫腔容积突然明显缩小,胎盘不能相应缩小,胎盘附着面与子宫壁发生错位而剥离。剥离面出血形成胎盘后血肿;子宫继续收缩,增大剥离的面积,直至胎盘完全剥离而娩出。③阴道流血:胎盘娩出后,子宫迅速收缩,子宫底下降与脐平,经短暂间歇后,子宫再次收缩成球形,宫底上升。注意评估阴道流血的时间、颜色和量,常用的评估方法有称重法、容积法和面积法。④会阴伤口:仔细观察软产道,注意有无宫颈裂伤、阴道撕裂及会阴裂伤。

2.护理措施

(1)新生儿分娩护理:①清理呼吸道,以免发生吸入性肺炎;②处理脐带。

(2)协助胎盘娩出:正确处理胎盘娩出,能够减少产后出血的发生。接产者不应在胎盘尚未完全剥离时用力按揉、下压宫底或牵拉脐带,以免引起胎盘部分剥离而出血或拉断脐带,甚至造成子宫内翻。胎盘娩出后应仔细检查胎盘的母体面,确定没有胎盘成分残留。胎盘胎膜排出后,按摩子宫刺激其收缩以减少出血,同时注意观察并测量出血量。

(3)产后护理。①会阴伤口护理:教会产妇尽量健侧卧位,利用体位引流,减少恶露污染伤口的机会,并注意保持伤口的清洁、干燥以防感染。同时产妇诉会阴及肛门部疼痛、坠胀不适且逐渐加重时,要及时告知医护人员排除阴道血肿。伤口轻度水肿多在产后2～3天自行消退,可嘱其适当抬高臀部,以利血液回流而减轻水肿。②排空膀胱:告知孕妇排空膀胱的必要性和重要性,产后4～6小时要及时解小便。因分娩过程中膀胱受压使其黏膜充血、水肿,肌张力降低;加之产妇会阴伤口疼痛不敢用力排尿及不习惯卧床排尿等原因,使产妇容易发生排尿困难,导致尿潴留。对于排尿困难的产妇,可给予小腹部湿热敷,或听滴水声诱导等方法进行排尿,必要时导尿。③母婴皮肤接触:告知产妇母婴皮肤接触、早吸吮、早开奶对母亲和新生儿的重要性,以及母乳喂养成功的意义。新生儿出生后1小时内协助产妇进行母婴皮肤接触,并帮助新生儿吸吮母亲的乳头。④生活指导:告知产妇充分的睡眠和休息的重要性。教会产妇采取舒适卧位,及时更换会阴垫、衣服,并注意保暖。产妇进食流质或清淡半流质食物,饮食宜富营养、易消化、有足够热量个水分,以利于产妇恢复体力。⑤新生儿护理:教会产妇如何保持新生儿于正确卧位,防止发生呛咳或窒息;注意保暖,同时告知产妇如果发生新生儿面色发紫、哭声异常、吸吮能力差或脐部有渗血等,及时告知医护人员。

三、分娩后最初阶段的护理

产妇分娩后 2 小时为分娩后最初阶段,有学者称为"第四产程"。此期产妇和新生儿情况不稳定,可能随时发生变化或出现异常,需要密切关注。

(一)护理评估

1.健康史

评估产妇第一、第二、第三产程及新生儿出生情况。

2.身心状况

(1)产妇情况。①生命体征:测量产妇血压、脉搏,观察是否有异常,如有异常应及时处理;为产妇保暖,询问是否有不舒适的主诉,如头晕、头痛、视物不清等症状。②子宫收缩:为预防产后出血,应观察是否有子宫收缩乏力的现象,同时按压子宫观察阴道流血的情况。③阴道流血:宫腔出血可能由子宫收缩不好导致,若子宫收缩好,阴道持续流血,应考虑是否有软产道裂伤。④膀胱充盈:观察膀胱充盈情况,避免膀胱过度充盈影响宫缩。⑤阴道血肿:询问产妇是否有会阴或肛门坠胀。

(2)新生儿情况:①观察新生儿呼吸、肤色、肌张力是否有异常,脐带有无渗血等。②协助新生儿与母亲进行皮肤接触,完成三早,并保证新生儿安全。③当新生儿出现觅食反射时,帮助新生儿正确地含接母亲乳房,观察新生儿吸吮能力。

(二)护理措施

(1)产妇分娩后,为产妇安置舒适体位,盖好被子或毯子保暖。

(2)产后第一小时内,每 15 分钟 1 次,然后 30 分钟 1 次,至产后 2 小时观察产妇。按摩产妇子宫,按压宫底,观察流血情况,有异常及时报告医师处理。

（3）每小时测量产妇血压、脉搏 1 次，必要时可使用心电监护监测产妇生命体征。

（4）如在耻骨联合上方触到充盈的膀胱，应督促和协助产妇排尿；若产妇疲劳，应为其提供床上便器排尿，避免下床排尿造成体位性晕厥甚至发生跌倒。也要注意产后协助产妇适当饮水，争取产后 6 小时内自行排尿。

（5）为产妇提供温度适宜的饮水和易消化饮食，满足产妇生理需求和补充体力消耗。

（6）母婴生命体征稳定，无异常情况时，核对母婴手腕带信息无误后，送母婴回到母婴同室病房继续休养。

第三节　产褥期妇女的管理

从胎盘娩出至产妇全身各器官恢复或接近正常未孕状态所需的一段时间为产褥期。一般是 6 周左右。

一、产褥期妇女的生理与心理变化

（一）产褥期妇女的生理变化

1.生殖系统的变化

（1）子宫：变化最大，自胎盘娩出后逐渐恢复至未孕状态的全过程，称为子宫复旧。①宫体肌纤维缩复：胎盘娩出后宫体逐渐缩小至脐平或以下，产后一周在耻骨联合上方可触及，产后 10 天降至盆腔，腹部触及不到，产后 6 周恢复到孕前大小。②子宫内膜增生：产后 3 周除胎盘附着部位外的宫腔表面均有新生内膜覆盖，产后 6 周，胎盘附着部位内膜全部修复。③子宫血管变化：随着胎盘的娩出，子宫复旧使开放的螺旋动脉和静脉窦压缩变窄，可形成出血。④子宫下段和宫颈变化：产后 2～3 日，宫口可容纳 2 指，产后 1 周宫口闭合，宫颈管复原，产后 4 周宫颈恢复至非孕形态。分娩时可导致宫颈外口的裂伤,使初产妇由产前的圆形变为产后横裂。

(2)阴道:分娩导致阴道壁松弛和肌张力降低,产褥期逐渐恢复,产后3周阴道黏膜皱襞重现出现,阴道腔逐渐缩小,使阴道紧张度在产褥期不能恢复到未孕期。

(3)外阴:产后2～3日外阴水肿逐渐消失,分娩时因处女膜撕裂而形成残缺的处女膜痕。

(4)盆底组织:分娩可导致盆底肌及筋膜弹性减弱,常伴有肌纤维撕裂,产褥期若能坚持做产后康复可能恢复至产前状态。若严重盆底肌或筋膜撕裂导致盆底组织松弛,加上产褥期过重体力活动或短期内多产,则很难恢复,是导致阴道壁脱垂和子宫脱垂的重要原因。

2.乳房变化

主要变化是泌乳,孕妇体内激素的作用,以及新生儿吸吮乳头的刺激导致乳腺不断泌乳。产妇的营养、睡眠、情绪和健康状况与乳汁的分泌量密切相关。

3.循环和血液系统变化

产后72小时内产妇循环血量增加,易诱发心力衰竭。产褥早期血液呈高凝状态,有利于子宫胎盘剥离面血栓形成,减少产后出血,纤维蛋白原、凝血酶、凝血酶原于产后2～4周恢复正常水平,血红蛋白于产后1周回升,白细胞总数产褥早期仍较高,于产后1～2周恢复正常。

4.消化系统变化

产后1～2周胃张力和蠕动力逐渐恢复,产后1～2日产妇常有口渴感,喜进流质或半流质食物。产褥期活动减少,腹肌和盆底肌松弛易引起便秘。

5.泌尿系统变化

产褥期膀胱肌张力降低,对膀胱内压敏感性降低,加上会阴部的疼痛、麻醉等可导致尿潴留,尤其在产后24小时内。

6.内分泌系统变化

产后雌、孕激素水平急剧下降,于产后1周降至未孕水平。月经复潮及排卵时间受哺乳时间的影响,不哺乳产妇一般在产后 6～10 周月经复潮,10 周左右恢复排卵,哺乳产妇一般在产后 4～6 周恢复排版,哺乳期可不复潮,通常首次来经前多有排卵,故哺乳期月经未复潮仍有受孕可能。

7.腹壁变化

下腹正中线的色素沉着逐渐消失,初产妇腹壁出现的紫红色妊娠纹逐渐变成银白色的陈旧妊娠纹,腹壁紧张度在产后 6～8 周恢复。

(二)产褥期妇女的心理变化

产褥期妇女经历妊娠、分娩,到新生儿诞生,接纳新成员的心理调适过程。影响产妇心理调适的原因很多:妊娠的心理状态、对分娩的态度、所处的社会文化环境、产妇的性格倾向、生活背景,以及丈夫的态度等可使产妇表现出精力充沛、兴奋、热情幸福感和满足感,也可表现出不同程度的焦虑、抑郁、悲观的不良情绪。

1.依赖期

给予周到的生活照顾,鼓励进食,保证休息,注意产妇主诉,加强宣教,注意调适生活节奏,帮助转换母亲角色,协助指导喂哺。

2.依赖-独立期

加倍关心产妇,提供新生儿喂养和护理知识,耐心指导和鼓励产妇参与照护新生儿的工作,鼓励亲子接触,增进情感交流,鼓励产妇表达自己的内心感受,提高自信心和自尊感,促进角色转换。

3.独立期

积极帮助产妇及其丈夫正确应对家庭模式的转换、角色的转换、生活方式的改变,积极鼓励夫妻共同参与照护新生儿,培养和谐关系,共同承担责任,互相体贴,尤其是丈夫更应积极主动。

二、产褥期妇女护理

(一)适当活动及产后康复

经阴道自然分娩的产妇,应于产后 6～12 小时内起床稍事活动,于产后第 2 天可在室内随意走动,行产后康复锻炼。行会阴后-

斜切开或行剖宫产的产妇,可推迟至产后第 3 天起床稍事活动,待拆线后伤口不感疼痛时,也应做产后康复锻炼。尽早适当活动及做产后康复锻炼,有助于体例恢复,避免腹部皮肤过度松弛。

(二)优生优育指导

产褥期内禁忌性生活。产后不哺乳者,通常在产后 6～10 周月经复潮,产后 10 周左右恢复排卵。产后哺乳者,月经延迟复潮,甚至哺乳期不来潮,平均在产后 4～6 个月恢复排卵。产后较月经复潮者,首次月经来潮前多有排卵,故于产后 42 日起应采取避孕措施,原则是哺乳者以工具避孕为宜,不哺乳者可选用药物避孕。

(三)产后检查

产后检查包括产后访视和产后健康检查。产后访视至少 3 次,第 1 次在产妇出院后 3 天,第 2 次在产后 14 天,第 3 次在产后 28 天,了解产妇及新生儿健康状况,内容包括了解产妇饮食、大小便、恶露及哺乳情况,并做妇科检查,观察盆腔内生殖器官是否已恢复至非孕状态,同时最好带婴儿来医院做 1 次全面检查。

三、正常新生儿护理

新生儿期是指出生后脐带结扎开始到产后 28 天。此时新生儿发育尚不够成熟,仍需继续适应,护理仍很重要。

(一)新生儿生理特点

1.生命征象

(1)体温:出生时与母体体温相同或稍高,很快降低,故应注意保暖。

(2)呼吸:平均 30～40 次/分,应在出生后 30 秒内建立。若有呼吸窘迫的征象,应注意观察。

(3)血压:平均 $8.0～10.7/5.3～6.7$ kPa,2 周后血压增至 $13.3/6.77$ kPa。

2.循环系统

婴儿出生时,心脏血管系统会发生许多变化,但这些变化不是立即完成的,有一个过渡时间。

3.消化系统

新生儿肠道容量较胃容量大,胃蠕动较快;吸吮母乳后易发生溢乳;消化蛋白质能力强,消化淀粉的能力弱,足月儿 24 小时内排胎便,2～3 天排完,如果新生儿出生后 24 小时不排胎便,应排除肛门闭锁或其他消化系统畸形。

4.泌尿生殖系统

新生儿出生时肾脏已具有正常数目的肾单位,但尚不成熟,仅能适应正常的代谢。出生后 12～24 小时新生儿应第一次排尿。当新生儿尿量达 15 mL 时,膀胱会不自主地排出尿液,导致一天排尿次数达 20 次之多。

新生儿由于肾功能不足,血氮及乳酸含量较高,人工喂养者血磷、尿磷均高,易引起钙磷平衡失调,产生低血钙症。

(二)新生儿日常护理

1.生命体征监测

每天测 1 次体温,于腋下或颈下测,测量时不要翻动新生儿。新生儿照射阳光时注意避免阳光直射,夏季避免烈日直射,冬季注意保暖。

2.皮肤护理

24 小时后每天沐浴、清洁,尤其是皮肤皱褶处(颈部、腋下、腹股沟、手心、指缝等)要清洁到位,同时检查全身皮肤有无皮疹破损发生,每天给予阳光照射。

3.脐部护理

沐浴后用棉签消毒,每天 2～3 次,脐部保持干燥。

4.臀部护理

两便后擦拭干净,肛门周围可适当涂护臀膏。

5.室温、环境、衣着

保持室温在 22～24 ℃,恒定,空气清新,阳光充足。房间每天宜通风 2 次,衣服以棉质、透气为好,款式以宽松、方便穿脱为好。

6.疫苗接种

遵医嘱接种疫苗。

7.新生儿出生检查

出生后采集新生儿足跟内外侧血,做新生儿疾病筛查,注意无菌操作、严格核对、采血量足、符合要求。进行听力测试要保持环境安静,新生儿也要处在安静状态。如没有通过,产后 42 天需复查。

8.体重监测

每天沐浴时称重,监测有无生理性体重下降。

(三)新生儿喂养

新生儿出生后必须通过自身的胃肠道来摄取和消化营养物质,以促进生长发育,维持身体健康。因此,合理喂养对新生儿非常重要。

1.新生儿母乳喂养

(1)母乳喂养对新生儿的益处。①提供营养及促进发育:母乳中所含的营养物质很适合婴儿的消化吸收,生物利用率高。②提高免疫功能,抵御疾病:母乳中含有丰富的免疫球蛋白,母乳喂养可明显降低婴儿腹泻、呼吸道和皮肤的感染。③有利于牙齿的发育和保护:吸吮时的肌肉运动有助于面部正常发育,且可预防因奶瓶喂养引起的龋齿。④促进心理健康发育:母乳喂养时,通过母婴皮肤接触,有利于母婴情感的建立和婴儿心理、情感的发展。

(2)母乳喂养对母亲的益处。①有助于防止产后出血:吸吮刺激催乳素的分泌。②哺乳期闭经:哺乳者的月经复潮及排卵较不哺乳者延迟,利于产后恢复。同时,闭经有利于延长生育间隔。

(3)母乳喂养的原则和方法。①尽早开始:母乳喂养应在出生后尽早开始。②按需哺乳:一般按照婴儿的需要量,每天多次哺乳,两侧乳房交替喂养,至喂饱为止。③保持正确的喂奶姿势:母乳喂养的姿势有坐、侧卧、俯卧等,不论哪种姿势,以婴儿能含住乳头,且母亲舒适、婴儿安全为宜。当奶流过急,婴儿有呛、溢乳时,母亲可用中指和示指轻轻夹住乳房,控制奶的流量,以免婴儿呛奶并防止乳房堵住婴儿鼻孔。喂完后可将婴儿竖直抱起,轻拍其背部,让胃里的空气排出,然后将婴儿右侧卧,头稍抬高。

2.新生儿人工喂养

当因为种种原因导致新生儿不能进行母乳的时候,可以选择配方奶或牛奶进行人工喂养。

(1)喂奶时间:新生儿生后 2 小时可试喂 5% 的糖水,如吸吮好,无其他异常,生后 6 小时开始喂奶。

(2)配方奶粉摄入量估计:一般市售婴儿配方奶粉 100 g 供能 2 093 kJ,根据介绍的新生儿能量需要可计算大致的奶粉需要量。实际喂养量应按每个新生儿的吸吮、胃容量、体重等具体情况增减,按需喂养。

(3)正确的喂养技巧:首先选择合适的奶瓶和奶嘴,奶液的温度以滴到手背或手腕处不烫为宜,喂养时将大部分的奶嘴放入新生儿口中,且奶嘴中充满奶液防止新生儿吸入空气,注意奶瓶、奶嘴的清洁和消毒。

第四章

高危妊娠管理

第一节　高危因素的评估与监护

一、高危妊娠因素

高危妊娠是指妊娠期孕妇由于个人或社会不良因素及某种并发症、合并症,导致孕妇、胎儿的健康受到威胁或造成伤害。具有高危因素的孕妇,称为高危孕妇。

(一)个人或社会因素

孕妇年龄<18 周岁或≥35 周岁,身高<145 cm,体质指数(BMI)>25 或<18.5,受教育时间<6 年,未婚或独居,有吸烟、酗酒、吸毒史,长时间接触有害物质或放射线,家族中有明显遗传性疾病,孕妇及丈夫职业稳定性差、收入低下,居住条件差,为规范做或晚做产前检查者。

(二)疾病因素

(1)产科病史:有不良妊娠分娩史,如自然流产、异位妊娠、早产、死胎、死产、剖宫产史或阴道助产史,新生儿死亡、畸形、巨大,有产后出血、产褥感染等。

(2)妊娠合并症:妊娠合并内外科疾病等。

(3)妊娠并发症。

二、高危妊娠监护

(一)人工监护

1.确定孕龄

根据末次月经、早孕反应、胎动出现时间及子宫大小推算孕龄。

2.宫底高度及腹围

根据子宫底高度及腹围数值可估算胎儿大小,简单、易记的胎儿体重方法为宫底高度(cm)×腹围(cm)+200,以了解胎儿宫内的发育情况。

3.高危妊娠评定

可在第一次产前检查时,根据产妇的病史及体征,评定早期妊娠是否有高危妊娠,并对孕妇进行动态观察。属于高危妊娠的孕妇应给予高危监护,随着妊娠进展,可随时再重新评定。

(二)妊娠图

妊娠图是反映胎儿在宫内发育及孕妇健康情况的动态曲线图。将每次产前检查测得的体重、子宫底高度、腹围及胎头双径值记录下来,绘制成标准曲线,动态观察其变化,即妊娠图。同时记录血压、水肿、尿蛋白、胎心率和胎位等数值,以了解母儿情况。

(三)仪器监护

1.B超检查

B超能显示胎儿数目、胎位、有无胎心搏动以及胎盘位置,亦能测量胎头的双顶径、股骨长度、胸径和腹径,以估计孕周及预产期,并可估计胎儿体重、胎盘成熟度及有无胎儿体表畸形等。通常将双顶径≥8.5 cm 作为胎儿成熟的标志。

2.胎心听诊

用听诊器或多普勒监测,应注意胎心的强弱及节律,每次听诊1分钟,有疑问时应延长听诊的时间。胎儿听诊可判断胎儿是否存在宫内缺氧,缺点是不能分辨瞬间变化,不能识别胎心率的变异。

3.电子胎心监护

可以连续记录胎心率的变化,并能同时观察胎动和宫缩对胎心率的影响。胎心监护有内、外监护两种形式。电子胎心监护可监测胎心率及预测胎儿宫内的储备能力。外监护室将宫缩描绘探头和胎心率探头直接放在孕妇的腹壁上，操作方便，临床应用广泛。内监护是在宫口开大 1 cm 以上后，将单级电极经宫口与胎头直接连接进行监测，在破膜后操作监测记录较准确，但会增加感染的机会。

（1）胎心率监测：指用胎儿监护仪记录胎心率，有基线胎心率及周期性胎心率两种基本变化。

1）基线胎心率：指在无胎动、无宫缩时，正常胎心率在 110～160 次/分，如持续＞160 次/分或＜120 次/分，历时 10 分钟，为心动过速或心动过缓。胎心率的基线摆动包括胎心率的变异振幅及变异频率。变异振幅为胎心率波动范围，一般在 6～25 次/分，变异频率为 1 分钟内胎心率波动的次数，正常为≥6 次/分钟。

2）周期性胎心率：指与子宫收缩有关的胎心率变化，有加速和减速两种情况。加速是指胎动时胎心基线率增加 15 次以上，持续时间＞15 秒，是胎儿状况良好的表现。减速可分为 3 种。①早期减速：与子宫收缩几乎同时开始，宫缩后即恢复正常。减速的开始到胎心率最低点的时间≥30 秒。这是由于宫缩时胎头受压，导致脑血流量一时性减少的表现，不因体位或吸氧而改变。②变异减速：由于宫缩时脐带受压兴奋迷走神经，导致宫缩开始后胎心率减慢，虽然减速与宫缩的关系不恒定，但减速出现后下降幅度＞70 次/分，持续时间长短不一，恢复迅速。③晚期减速：宫缩开始一段时间（一般在高峰后）出现胎心率减慢，减速的开始到胎心率最低点的时间≥30 秒，持续时间较长，恢复缓慢，可能是胎儿缺氧的表现。

（2）预测胎儿宫内储备能力：观察胎动、自然宫缩或因药物刺激引起的宫缩对胎心率有无影响，包括无应激试验、缩宫素激惹试验。

1）无应激试验（NST）：观察胎动时胎心率的变化，是以胎动时伴有一过性胎心率加速为基础，判断胎儿宫内储备能力的试验。20 分钟内有 2 次或 2 次以上胎心率加速，加速幅度超过 15 次/分，持续时间超过 15 秒，称 NST 有反应。如无意外，胎儿在一周内是安全的。如缺少足够的胎心率加速超过 40 分钟，称 NST 无反应，被视为异常。对于低危孕妇,NST 可以从妊娠 34 周开始监护,高危妊娠孕妇应提前,可从妊娠 26～28 周开始。

2)缩宫素激惹试验(OCT):通过用缩宫素诱导宫缩进行的暂时性的缺氧负荷试验,检查宫缩对胎心率的影响。观察孕妇 10 分钟无宫缩后,静脉滴注稀释的缩宫素。如宫缩时或宫缩后胎心变异正常或无晚期减速者为 OCT、阴性。如多次宫缩后重复出现晚期减速,变异减少,胎动后无胎心率增快,为 OCT 阳性。

4.胎儿心电图

根据胎儿心电图可推测胎儿宫内情况,如胎位、是否多胎、孕周及胎盘功能等。

5.羊膜镜检查

使用羊膜镜经宫颈在胎膜处观察羊水性状及颜色,判断胎儿安危,达到监测胎儿的目的。

(四)实验室检查

一般包括雌三醇测定、孕妇血清胎盘生乳素及缩宫素酶值的测定、阴道脱落细胞检查、羊水检查等。

第二节　高危妊娠的护理

一、护理评估

(一)病史

了解产妇年龄、生育史、疾病史,了解早期妊娠时是否用过对胎儿有害的药物或接受过放射性检查、是否患过病毒性感染等,确定高危因素是否存在。

(二)身体状况

(1)测身高、体重,身高<145 cm 者,可能有头盆狭窄,步态异常者注意骨盆有无不对称;体重过轻(<45 kg)或超重(>90 kg),注意有无头盆不称。

(2)测量宫高、腹围,判断子宫大小是否与停经周数相符。

(3)检查血压、胎位测量血压,听诊母亲心脏情况,评估心功能。检查胎位有无异常,检查阴道出口有无狭窄,外阴部有无静脉曲张。

(4)分娩评估:评估有无胎膜早破。破膜时估计羊水量及性状,如头位时羊水中混有胎粪或羊水呈黄绿色则提示有胎儿宫内发育迟缓的可能。

(5)正确估计胎龄描绘妊娠图。

(6)胎动计数。

(三)心理-社会状况

高危妊娠孕妇在妊娠早期常担心流产及胎儿畸形,在妊娠28周以后则担心早产、胎死宫内或死产。孕妇可因为前次妊娠失败而对此次妊娠产生恐惧;由于需要休息而停止工作,变得烦躁不安。要认真评估高危孕妇的应对机制、心理承受能力及社会支持系统。

二、护理目标

(1)孕妇安全,胎儿健康。

(2)孕妇恐惧感减轻或消失。

(3)孕妇维持良好的自尊。

(4)孕妇正确面对自己及胎儿的危险。

三、护理措施

(一)指导孕妇采取正确的方式和手段

减轻和转移孕妇的焦虑和恐惧情绪,鼓励和指导孕妇的家人参与和支持。提供有利于孕妇倾诉和休息的环境,避免不良刺激。在做各种检查和操作之前向孕妇解释,提供指导。

(二)一般护理

增加孕妇的营养以保证胎儿的发育需要,尊重孕妇的饮食嗜好。对胎盘功能减退、胎儿发育迟缓的孕妇给予高蛋白、高能量饮食,补充维生素、铁、钙及多种氨基酸,对妊娠合并糖尿病者要控制饮食。注意休息,保持正确卧位。注意个人卫生,勤换衣裤。保持室内空气清新、通风良好、温度适宜。

（三）病情观察

对高危孕妇做好观察记录。观察一般情况，如孕妇的心率、脉搏、血压、活动耐受力，有无阴道流血、高血压、水肿、心力衰竭、腹痛、胎儿缺氧等症状和体征，及时报告医师并记录处理经过。产时严密观察胎心率及羊水的色、量，做好母儿监护及监护配合。

（四）检查及治疗

认真执行医嘱并配合处理。为妊娠合并糖尿病孕妇做好尿糖测定，正确留置血、尿标本等；对妊娠合并心脏病者按医嘱正确给予洋地黄类药物，做好用药观察；间歇吸氧；宫内发育迟缓者给予静脉治疗；前置胎盘患者做好输液、输血准备；如需人工破膜、阴道检查、剖宫产术，应做好用物准备及配合工作；同时做好新生儿的抢救准备及配合，如为早产儿或极低体重儿还需准备好暖箱，并将高危儿列为重点护理对象。

第三节　高危妊娠的预防

一、做好产前检查

产前检查为预防高危妊娠发生的主要措施，可对高危妊娠孕妇实施系统管理，对部分妊娠合并疾病进行治疗，从而提高妊娠结局，保障母婴安全。

（一）加强产前检查宣传

产前检查重要性在社会中宣传力度不够不能引起孕妇重视，认为妊娠无明显临床表现即为正常。应定期对高危妊娠孕妇进行宣教，提升孕妇自身的保健意识，从而使其对各类危险因素提高警觉，并进一步提升对医护工作的依从性。鼓励产妇规律进行产前检查。提高孕妇认知度是保障产前检查有效进行的前提。

(二)针对高危人群进行教育

对高龄、文化程度低、经济收入低家庭,应重点予以关注。对确诊具有妊娠期高危症状的孕妇,则必须告知其家属,并开展针对性的治疗措施。在早期检查阶段,医护人员也需要指导孕产妇进行自我检查,一旦发现可疑问题必须立刻通知医师,以求在最短时间内确定危险因素的种类。

二、规范高危妊娠管理

(1)充分了解高危妊娠产妇的实际情况,真正地做好筛选、随访以及跟踪等各项工作,为住院的孕产妇建立保健档案,详细记录其相关检查数据,对具有高危妊娠因素的孕产妇进行重点标记,并开展后续的干预和治疗工作。对出院后的孕产妇需继续跟踪随访,并记录相应的实际情况,以完善高危孕产妇医护工作。

(2)日常生活中保暖、防寒;注意用药情况;合理安排孕妇的饮食,营养要符合胎儿和孕妇的需求,要注意维生素和蛋白质的摄入,注重粗粮和细粮的搭配,以保证胎儿的正常发育。

三、做好高危妊娠孕妇的心理保健工作

医护人员要全面了解高危妊娠孕妇的心理情况,积极有效地与其进行沟通交流,还要与家属做好指导工作,使孕妇能够充分感受到关怀与呵护,以有效缓解其焦虑、不安情绪,从而积极配合治疗,预防难产等现象的发生。

第五章

产科疾病护理

第一节 妊娠期并发症的护理

一、自然流产

(一)定义

自然流产指一定妊娠孕周前的妊娠过程失败,主要包括生化妊娠、空孕囊、胚胎发育逐渐停止、胚胎或胎儿死亡以及胚胎及其附属物排出等表现。我国将妊娠不足 28 周、胎儿体重不足 1 000 g 而终止者称为自然流产。

(二)病因

导致自然流产的原因很多,主要包括胚胎因素、母体因素及母-胎互作因素。胚胎因素主要是染色体异常;母体因素包括遗传因素、解剖因素、内分泌异常、感染、免疫因素、血栓前状态、某些全身性重症疾病与环境因素等;此外,父亲因素如染色体异常和精子异常、夫妇免疫功能不协调也是导致流产的重要原因。早期流产多由遗传因素、内分泌异常、免疫功能紊乱及血栓前状态等所致;晚期流产多见于宫颈功能不全、血栓前状态、严重的先天性畸形等因素。

(三)临床表现

1.停经

多数流产患者有明显的停经史,根据停经时间的长短可将流产分为早期流产和晚期流产。

2.阴道流血

发生在妊娠 12 周以内流产者,开始时绒毛与蜕膜分离,血窦开放,即开始出血。当胚胎完全分离排出后,由于子宫收缩,出血停止。早期流产的全过程均伴有阴道流血,而且出血量往往较多。晚期流产者,胎盘已形成,流产过程与早产相似,胎盘继胎儿分娩后排出,一般出血量不多。

3.腹痛

早期流产开始阴道流血后宫腔内存有血液,特别是血块,刺激子宫收缩,呈阵发性下腹痛,特点是阴道流血往往出现在腹痛之前。晚期流产则先有阵发性的子宫收缩,然后胎儿胎盘排出,特点是往往先有腹痛,然后出现阴道流血。

尽管阴道流血与下腹痛是自然流产的主要临床表现,但临床仍然有许多早期妊娠妇女没有任何症状,仅仅在 B 超检查时发现胚芽与心管搏动异常,表现为"空孕囊""胚胎停止发育",亦有胚胎着床前后的流产又叫生化妊娠与宫外孕很难区分,这些类型统称为"早期妊娠失败",属于自然流产范畴。

(四)临床类型

根据临床发展过程和特点的不同,流产可以分为 7 种类型。

1.先兆流产

先兆流产指妊娠 28 周前,先出现少量阴道流血,继之常出现阵发性下腹痛或腰背痛。妇科检查:宫颈口未开,胎膜未破,妊娠产物未排出,子宫大小与停经周数相符。妊娠有希望继续者,经休息及治疗后,若流血停止及下腹痛消失,妊娠可以继续;若阴道流血量增多或下腹痛加剧,则可能发展为难免流产。

2.难免流产

难免流产是先兆流产的继续,妊娠难以持续,有流产的临床过程,阴道出血时间较长,出血量较多,而且有血块排出,阵发性下腹痛,或有羊水流出。妇科检查:宫颈口已扩张,羊膜囊突出或已破裂,有时可见胚胎组织或胎囊堵塞于宫颈管中,甚至露见于宫颈外口,子宫大小与停经周数相符或略小。

3.不全流产

不全流产指妊娠产物已部分排出体外,尚有部分残留于宫腔内,由难免流产发展而来。妊娠 8 周前发生流产,胎儿胎盘成分多能同时排出;妊娠 8～12 周时,胎盘结构已形成并密切连接于子宫蜕膜,流产物不易从子宫壁完全剥离,往往发生不全流产。由于宫腔内有胚胎组织残留,影响子宫收缩,以致阴道出血较多,时间较长,易引起宫内感染,甚至因流血过多而发生失血性休克。妇科检查:宫颈口已扩张,不断有血液自宫颈口内流出,有时尚可见胎盘组织堵塞于宫颈口或部分妊娠产物已排出于阴道内,而部分仍留在宫腔内。一般子宫小于停经周数。

4.完全流产

完全流产指妊娠产物已全部排出,阴道流血逐渐停止,腹痛逐渐消失。妇科检查:宫颈口已关闭,子宫接近正常大小。常常发生于妊娠 8 周以前。

5.稽留流产

稽留流产又称过期流产,指胚胎或胎儿已死亡滞留在宫腔内尚未自然排出者。患者有停经史和(或)早孕反应,按妊娠时间计算已达到中期妊娠但未感到腹部增大,病程中可有少量断续的阴道流血,早孕反应消失。尿妊娠试验由阳性转为阴性,血清 β-HCG 值下降,甚至降至非孕水平。B 超检查子宫小于相应孕周,无胎动及心管搏动,子宫内回声紊乱,难以分辨胎盘和胎儿组织。妇科检查:阴道内可见少量血性分泌物,宫颈口未开,子宫较停经周数小,由于胚胎组织机化,子宫失去正常组织的柔韧性,质地不软,或已孕 4 个月尚未听见胎心,触不到胎动。

6.复发性流产

复发性流产指自然流产连续发生 3 次或 3 次以上者。每次流产多发生于同一妊娠月份,其临床经过与一般流产相同。早期流产的原因常为黄体功能不足、多囊卵巢综合征、高泌乳素血症、甲状腺功能减退、染色体异常、生殖道感染及免疫因素等。晚期流产最常见的原因为宫颈内口松弛、子宫畸形、子宫肌瘤等。宫颈内口松弛者于妊娠后，常于妊娠中期，胎儿长大，羊水增多，宫腔内压力增加，胎膜向宫颈内口突出，宫颈管逐渐短缩、扩张。患者多无自觉症状，一旦胎膜破裂，胎儿迅即排出。

7.感染性流产

感染性流产是指流产合并生殖系统感染。各种类型的流产均可并发感染，包括选择性或治疗性的人工流产，但以不全流产、过期流产和非法堕胎为常见。感染性流产的病原菌常常是阴道或肠道的寄生菌（条件致病菌），有时为混合性感染。厌氧菌感染占 60％以上，需氧菌中以大肠埃希菌和假芽胞杆菌为多见，也见有 β 溶血链球菌及肠球菌感染。患者除了有各种类型流产的临床表现和非法堕胎史外，还出现一系列感染相关的症状和体征。妇科检查：宫口可见脓性分泌物流出，宫颈举痛明显，子宫体压痛，附件区增厚或有痛性包块。严重时感染可扩展到盆腔、腹腔乃至全身，并发盆腔炎、腹膜炎、败血症及感染性休克等。

（五）治疗

一旦发生流产症状，应根据流产的不同类型，及时进行恰当处理。

1.先兆流产

（1）休息：患者应适当休息，放松心情，禁止性生活，阴道检查操作应轻柔，加强营养，保持大便通畅。

（2）补充黄体酮或 HCG：目前对于黄体酮或 HCG，保胎不建议常规使用，对于有明确黄体功能不足指征者，可用地屈孕酮口服保胎。用法为首次口服地屈孕酮 20 mg，此后 10 mg，每天 2～3 次，或根据黄体酮水平确定用量与时间。

（3）其他药物：维生素 E 为抗氧化剂，每天 100～200 mg 口服。基础代谢率低者可以服用甲状腺素片，每天 1 次，每次 40 mg。

（4）出血时间较长者，可选用无胎毒作用的抗生素预防感染，如青霉素等。

（5）心理治疗：要使先兆流产患者的情绪安定，增强其信心。

（6）经治疗两周症状不见缓解或反而加重者，提示可能胚胎发育异常,进行 B 型超声检查及 β-HCG 测定,确定胚胎状况,给予相应处理,包括终止妊娠。

2.难免流产

(1)孕 12 周内可行刮宫术或吸宫术,术前肌注催产素 10 U。

(2)孕 12 周以上可先用催产素 5～10 U 加于 5% 葡萄糖液 500 mL 内静脉滴注,促使胚胎组织排出,出血多者可行刮宫术。

(3)出血多伴休克者,应在纠正休克的同时清宫。

(4)清宫术后应详细检查刮出物,注意胚胎组织是否完整,必要时做病理检查或胚胎染色体分析。

(5)术后应用抗生素预防感染。出血多者可使用肌注催产素以减少出血。

3.不全流产

(1)一旦确诊,无合并感染者应立即清宫,以清除宫腔内残留组织。

(2)出血时间短,量少或已停止,并发感染者,应在控制感染后再做清宫术。

(3)出血多并伴休克者,应在抗休克的同时行清宫术。

(4)出血时间较长者,术后应给予抗生素预防感染。

(5)刮宫标本应送病理检查,必要时可送检胎儿的染色体核型。

4.完全流产

如无感染征象,一般不需特殊处理。

5.稽留流产

(1)早期过期流产:宜及早清宫,因胚胎组织机化与宫壁粘连,刮宫时有可能遇到困难,而且此时子宫肌纤维可发生变性,失去弹性,刮宫时出血可能较多并有子宫穿孔的危险。故过期流产的刮宫术必须慎重。术时注射宫缩剂以减少出血,如一次不能刮净可于 5～7 天后再次刮宫。

(2)晚期过期流产:均为妊娠中期胚胎死亡,此时胎盘已形成,诱发宫缩后宫腔内容物可自然排出。若凝血功能正常,可先用大剂量的雌激素,如己烯雌酚 5 mg,每天 3 次,连用 3～5 天,以提高子宫肌层对催产素的敏感性,再静脉滴注缩宫素(5～10 单位加于 5% 葡萄糖液内),也可用前列腺素或依沙吖啶等进行引产,促使胎儿、胎盘排出。若不成功,再做清宫术。

(3)预防弥散性血管内凝血:胚胎坏死组织在宫腔稽留时间过长,尤其是孕 16 周以上的过期流产,容易并发弥散性血管内凝血。所以,处理前应检查血常规、出凝血时间、血小板计数、血纤维蛋白原、凝血酶原时间、凝血块收缩试验,以及 D-二聚体、纤维蛋白降解产物及血浆鱼精蛋白副凝试验(3P 试验)等,并做好输血准备。若存在凝血功能异常,应及早使用纤维蛋白原、输新鲜血或输血小板等,高凝状态可用低分子肝素,防止或避免弥散性血管内凝血发生,待凝血功能好转后再行引产或刮宫。

(4)预防感染:过期流产病程往往较长,且多合并有不规则阴道流血,易继发感染,故在处理过程中应使用抗生素。

6.复发性流产

有复发性流产史的妇女,应在怀孕前进行必要的检查,包括夫妇双方染色体检查与血型鉴定及其丈夫的精液检查,女方尚需进行内分泌、血栓前状态、免疫功能、感染因素及生殖道解剖结构等检查,查出原因者,应于怀孕前及时纠治。

7.感染性流产

流产感染多为不全流产合并感染。治疗原则应积极控制感染,若阴道流血不多,应用广谱抗生素 2～3 天,待控制感染后再行刮宫,清除宫腔残留组织以止血。若阴道流血量多,静脉滴注广谱抗生素和输血的同时,用卵圆钳将宫腔内残留组织夹出,使出血减少,切不可用刮匙全面搔刮宫腔以免造成感染扩散。术后继续应用抗生素,待感染控制后再行彻底刮宫。若已合并感染性休克者,应积极纠正休克。若感染严重或腹、盆腔有脓肿形成时,应行手术引流,必要时切除子宫。

(六)护理评估

1.健康史

详细询问孕妇的停经史,阴道流血的时间和量,腹痛的部位、性质和程度。了解阴道有无水样排液及其性质、量和味道,以及有无妊娠排出物;同时了解孕妇有无全身性疾病、内分泌失调及有无接触有害物质,以识别诱因。

2.身心状况

全面评估孕妇各项生命体征,注意贫血和感染的相关征象,关注孕妇的心理状况、情绪反应。

3.相关检查

在消毒条件下进行产科检查,了解宫颈口扩张情况,羊膜是否破裂,子宫大小,有无压痛等。实验室检查如连续测定血 HCG、胎盘生乳素(HPL)、孕激素动态变化等有助于妊娠判断和预后判断。B 型超声显像可显示有无胎囊、胎动、胎心等,从而鉴别流产类型,指导正确处理。

(七)护理诊断

1.潜在并发症

失血性休克。

2.有感染的风险

感染与阴道出血时间过长、宫腔内有残留组织或大出血导致机体抵抗力下降等因素有关。

3.焦虑

焦虑与担心自身及胎儿的安危有关。

(八)护理措施

1.一般护理

(1)注意休息,先兆流产患者禁止性生活。

(2)加强营养,指导患者进食富含蛋白质、铁质的食物。

(3)保持外阴清洁卫生。

(4)告知患者情绪波动会影响保胎效果,给予患者心理护理,并向患者宣传优生优育的重要意义,鼓励患者面对现实,顺其自然。同时与患者家属沟通,促使其理解和配合。

2.专科护理

对于不同类型的自然流产患者。应遵循不同的临床护理措施。

(1)先兆流产患者:①多休息,禁性生活,避免不必要的妇科检查。②重视患者情绪和心理方面的改变,加强患者的心理护理,以帮助患者树立信心,保持情绪的稳定。③按病情选用安胎药物,例如维生素 E、叶酸、黄体酮和甲状腺素等。④观察腹痛及阴道出血情况,如有组织排出,应送病理检查。⑤加强会阴护理,使用无菌会阴垫以防感染。⑥多食用蔬菜、水果,防止便秘发生。出现便秘时禁用肥皂水灌肠,必要时选用开塞露。

(2)难免流产及不全流产患者:①安定患者情绪,消除因大量出血引起的紧张心理。②主动做好清宫术前的准备。③仔细检查宫腔排出物的性质及完整性。④出现休克状况时,予以输液和输血,配合抗休克抢救。⑤观察阴道出血及子宫收缩情况,酌情使用宫缩药。⑥加强会阴护理,防止感染。⑦做好出院指导,1 个月内禁盆浴及性生活,落实避孕措施。

(3)完全流产患者:①做好心理护理。②加强会阴护理,防止感染。

(4)稽留流产患者:①处理前应查血常规及凝血功能,并做好输血准备。②根据孕周及病情选择合适的引产方式。③引产过程警惕子宫穿孔、出血及感染等并发症。④术后根据病情使用宫缩剂及抗生素。

(5)复发性流产:①妊娠前男女双方做详细检查,包括内分泌功能测定、染色体检查等,确定是否可以妊娠。②已经受孕者,多休息,禁止性生活,按先兆流产处理,保胎治疗时间必须超过原先发生流产的妊娠时间。③针对病因治疗。

二、异位妊娠

(一)定义

受精卵在子宫体腔以外的部位着床称为异位妊娠。根据受精卵种植部位的不同,异位妊娠可分为输卵管妊娠、宫颈妊娠、卵巢妊娠、腹腔妊娠、阔韧带妊娠等。

(二)病因

1.具有发生异位妊娠的高危因素

患者有子宫内膜异位症、盆腔炎、异位妊娠史等。

2.体外受精和胚胎移植(IVF-ET)技术

(1)在胚胎移植时,正确操作要求在导管进入子宫腔内15秒后注入胚胎,注入后停留60秒,等注射物溶于子宫腺体的黏液中再取出导管。

(2)在移植过程中因子宫有收缩,子宫内膜也有蠕动,当导管进入子宫后,子宫活动开始,特别是对未妊娠过的子宫,更易受到激惹。由于行IVF-ET的患者大都有输卵管堵塞或炎性疾病,在移植过程中,一旦胚胎进入输卵管,被移植的胚胎不能下降到子宫腔,而形成输卵管妊娠。

(3)有些患者多次刮宫,使子宫内膜不利胚胎着床,可发生宫颈妊娠。

(三)临床表现

1.停经

多数患者有6～8周停经史,若输卵管间质部妊娠则停经时间较长。也有20%～30%患者无停经史,会把异位妊娠的不规则阴道流血误认为月经,或月经延期仅数日而不认为是停经。

2.腹痛

腹痛是输卵管妊娠的主要症状。胚胎在输卵管内生长发育,可使输卵管膨胀,表现为一侧下腹部隐痛或酸胀感。当发生输卵管妊娠流产或破裂时,孕妇会突感一侧下腹部撕裂样疼痛,常伴有恶心、呕吐症状。若血液聚积在直肠子宫凹陷时,会出现肛门坠胀感;若血液由下腹流向全腹时,疼痛可遍及全腹。

3.阴道流血

当胚胎死亡后,有少量点滴状暗红色或深褐色阴道流血,一般不超过月经量,流血时伴有内膜碎片或蜕膜管型排出。

4.晕厥与休克

输卵管妊娠破裂可引起剧烈腹痛及腹腔急性出血,导致晕厥或休克。出血量越多越严重,但与阴道流血量不成正比。

5.腹部包块

50%多的输卵管妊娠流产或破裂,形成血肿时间长,可使血凝固,与周围组织发生粘连而形成包块,包块大且位置高者,腹部触诊扣及。

(四)治疗

绝大部分异位妊娠患者都需要进行内科或外科治疗,应根据病情缓急,采取相应的措施。输卵管妊娠未流产或破裂、病情轻,可行期待疗法或药物治疗。一旦发生输卵管妊娠流产或破裂,应抗休克同时尽快手术治疗,术中根据患者的病情及有无生育要求选择合适的手术方式。

(五)护理评估

(1)评估患者月经史,月经是否规律;有无发生异位妊娠的高危因素,如盆腔炎、输卵管手术史、异位妊娠及辅助生育史。

(2)评估患者下腹疼痛的程度,有无肛门坠胀、头晕、四肢厥冷等症状。

(3)评估患者出血量,贫血的程度;大出血者,有面色苍白、脉搏细速、血压下降等休克体征。观察腹痛和阴道流血情况有无加重或减轻。

(4)评估患者家属对异位妊娠的心理感受,观察其情绪反应,以及患者和家属对出血的恐惧程度,评估家庭对此次妊娠的态度。

(六)护理诊断

1.潜在并发症

出血性休克、切口感染等。

2.恐惧

恐惧与担心生命安危有关。

3.疼痛

疼痛与疾病本身或手术创伤有关。

4.自尊紊乱

自尊紊乱与担心未来妊娠能力有关。

(七)护理措施

1.一般护理

(1)行期待疗法治疗的患者应嘱其绝对卧床。

（2）护士应经常巡视为其提供生活护理,患者应减少活动。

（3）患者宜摄入丰富营养、丰富维生素的半流质饮食,避免腹压增加与便秘,以免诱发活动性出血。

（4）密切注意有无出现腹痛、出血、保持外阴清洁。

（二）专科护理

1.非手术治疗的护理

（1）**基础护理**：绝对卧床休息,避免一切引起腹压增加的行为,如咳嗽、便秘等。

（2）**病情观察**：密切观察患者病情变化,如有异常及时报告医师,并做好术前准备。嘱咐患者注意是否有阴道排出物,如有及时通知医护人员察看。

（3）**药物不良反应护理**：①保持口腔清洁,可每日用生理盐水漱口。②病房内温、湿度适宜,空气流通性良好,以防上呼吸道感染引发继发感染。③若药物引起腹泻、恶心等不适症状时,需积极对症处理。④用药期间动态监测血 HCG 的变化情况。B超复查包块消退情况。

（4）**饮食护理**：宜食含粗纤维、易消化、营养丰富的食物,以保持大便通畅,避免因腹压增大引起妊娠包块破裂。

（5）**心理护理**：对患者进行有针对性的心理疏导,告知非手术治疗的成功率高,对后续继续妊娠没有影响,消除患者的后顾之忧。

2.手术治疗的护理

（1）**术前护理**：破裂出血者应绝对卧床休息,休克者取平卧或中凹位,保暖,吸氧,出血少暂观察。严密监测患者生命体征的同时,开放静脉,做好输血、输液的准备,以便配合医师积极纠正休克,补充血容量,并迅速做好术前准备。

（2）**术后护理**：全身麻醉未清醒者应去枕平卧头偏向一侧,密切监测生命体征变化,切口以腹带加压包扎,随时观察有无渗血,必要时通知医师。保持尿管通畅,外阴清洁。6 小时后(患者清醒,生命体征平稳)可协助其床上翻身活动,进食流质饮食,有肛门排气后可进食高蛋白、高热量、富含维生素等营养丰富易消化的饮食。做好心理护理,如实告知手术情况,使其安心接受治疗。

三、妊娠期高血压疾病

(一)定义

妊娠期高血压疾病是妊娠期特有的以妊娠合血压升高并存为表现的一组疾病,包括妊娠期高血压、子痫前期-子痫、妊娠合并慢性高血压、慢性高血压伴发子痫前期。

(二)病因

尚未完全阐明,环境、免疫、遗传学因素均可在子痫前期发病过程中发挥作用。目前较为公认的是子痫前期发病机制的"两阶段学说",即第一阶段,在孕早期,由于免疫、遗传、内皮细胞功能紊乱等因素可造成子宫螺旋小动脉生理性血管重铸障碍。滋养细胞因缺血导致侵袭力减弱,造成胎盘浅着床,子宫动脉血流阻力增加,致使胎盘灌注不足,功能下降。第二阶段,孕中晚期缺血缺氧的胎盘局部氧化应激反应,诱发内皮细胞损伤,从而释放大量炎症因子,形成炎症级联效应和过度炎症的发生,引起子痫前期、子痫各种临床症状。

(三)临床表现

1.妊娠期高血压

妊娠 20 周后首次出现高血压,收缩压≥140 mmHg 和(或)舒张压≥90 mmHg,并于产后 12 周内恢复正常;尿蛋白检测阴性;少数患者可伴有上腹部不适或血小板减少。当收缩压≥160 mmHg 和(或)舒张压≥110 mmHg 的持续血压升高存在至少 4 小时,则认为是重度高血压。在妊娠 20 周后,如果血压持续升高,虽然未出现蛋白尿,但母儿的危险性增加,约有 10%妊娠期高血压患者在出现蛋白尿之前就发生子痫。妊娠期高血压是一个针对不符合子痫前期或慢性高血压(首次检测到高血压是在妊娠第 20 周之前)诊断标准的高血压妊娠女性的暂时诊断。

妊娠期高血压是暂时的,可能发展为子痫前期,也可能产后 12 周血压仍未恢复而诊断为慢性高血压,所以妊娠期高血压在产后

12周以后才能确诊。

2.子痫前期-子痫

(1)子痫前期:妊娠 20 周后孕妇出现收缩压≥140 mmHg 和(或)舒张压>90 mmHg,伴有下列任意 1 项:尿蛋白定量≥0.3 g/24 h,或尿蛋白/肌酐比值≥0.3,或随机尿蛋白≥(+)(无条件进行蛋白定量时的检查方法)。无蛋白尿但伴有以下任何 1 种器官或系统受累:心、肺、肝、肾等重要器官,或血液系统、消化系统、神经系统的异常改变,胎盘胎儿受到累及等。子痫前期也可发生在产后。

血压和(或)尿蛋白水平持续升高,或孕妇器官功能受累或出现胎盘-胎儿并发症,是子痫前期病情进展的表现。子痫前期孕妇出现下述任一表现为重度子痫前期:①血压持续升高不可控制:收缩压>160 mmHg 和(或)舒张压≥110 mmHg。②持续性头痛、视觉障碍或其他中枢神经系统异常表现。③持续性上腹部疼痛及肝包膜下血肿或肝破裂表现。④转氨酶水平异常:血谷丙转氨酶(ALT)或谷草转氨酶(AST)水平升高。⑤肾功能受损:尿蛋白定量>2.0 g/24 h;少尿(24h尿量<400 mL,或每小时尿量<17 mL,或血肌酐水平>106 μmol/L。⑥低蛋白血症伴腹水、胸腔积液或心包积液。⑦血液系统异常:血小板计数呈持续性下降并低于 100×10^9/L;微血管内溶血,表现有贫血、血乳酸脱氢酶(LDH)水平升高或黄疸。⑧心力衰竭。⑨肺水肿。⑩胎儿生长受限或羊水过少、胎死宫内、胎盘早剥等。

需在妊娠 34 周前因子痫前期终止妊娠者定义为早发子痫前期。

(2)子痫:前期基础上发生不能用其他原因解释的强直性抽搐,可以发生在产前产时或产后,也可以发生在无临床子痫前期表现时。

3.妊娠合并慢性高血压

孕妇存在各种原因的继发性或原发性高血压,各种慢性高血压的病因、病程和病情表现不一。如孕妇既往存在高血压或在妊娠 20 周前发现收缩压≥140 mmHg 和(或)舒张压>90 mmHg,妊娠期无明显加重或表现为急性严重高血压；或妊娠 20 周后首次发现高血压但持续到产后 12 周以后。

4.慢性高血压伴发子痫前期

慢性高血压孕妇妊娠 20 周前无蛋白尿，妊娠 20 周后出现尿蛋白定量≥0.3 g/24 h 或随机尿蛋白≥（＋），清洁中段尿并排除尿少、尿比重增高时的混淆；或妊娠 20 周前有蛋白尿，妊娠 20 周后尿蛋白量明显增加；或出现血压进一步升高等上述重度子痫前期的任何1 项表现。慢性高血压并发重度子痫前期的靶器官受累及临床表现时，临床上均应按重度子痫前期处理。

（四）治疗

妊娠期高血压疾病的治疗目的是预防重度子痫前期和子痫的发生，降低母儿围生期并发症发生率和死亡率，改善围生结局。及时终止妊娠是治疗子痫前期子痫的重要手段。治疗基本原则概括为：正确评估整体母儿情况；孕妇休息镇静，积极降压，预防抽搐及抽搐复发；有指征地利尿，有指征地纠正低蛋白血症；密切监测母儿情况以预防和及时治疗严重并发症，适时终止妊娠，治疗基础疾病，做好产后处置和管理。

（五）护理评估

1.健康史

详细询问患者于孕前及妊娠 20 周前有无高血压，蛋白尿和（或）水肿及抽搐等征象，既往病史中有无原发性高血压，慢性肾炎及糖尿病等；有无家族史。此次妊娠中出现的异常现象时间及治疗经过。特别应注意有无头痛，视力改变，上腹不适等症状。

2.身心状况

典型表现为妊娠 20 周后出现高血压、水肿蛋白尿。根据病变程度不同，不同临床类型的患者有相应的临床表现。护士除评估患者一般健康状况外，需重点评估患者的血压、尿蛋白、水肿、自觉症状以及抽搐、昏迷等情况。

3.胎儿健康情况

通过 B 型超声检查胎心监护了解胎儿大小、宫内储备情况。

4.孕妇心理状态

孕妇知道病情后常表现出担心和焦虑,因害怕胎儿受到损害而恐惧,一旦出现病情加重,家属会感到极为无助,要求医护人员确保母儿安全。孕妇及家属均需要不同程度的心理疏导。

(六)护理诊断

1.体液过多

体液过多与下腔静脉受增大子宫压迫使血液回流受阻或营养不良性低蛋白血症有关。

2.有受伤的风险

受伤与发生抽搐有关。

3.潜在并发症

胎盘早期剥离。

(七)护理措施

1.一般护理

(1)保持病房安静,保证充足的休息,每天睡眠不少于10小时,取左侧卧位,可改善子宫胎盘血供。

(2)间断吸氧,每天3次,每次30分钟。

(3)指导摄入丰富蛋白质、热量、维生素、纤维素饮食,不限液体和盐,但全身水肿者应当限盐。

(4)嘱咐患者增加产前检查次数,督促孕妇自测胎动、体质量,及时发现病情变化。

(二)专科护理

1.妊娠期高血压疾病、轻度子痫前期的产前专科护理

(1)遵医嘱测体质量。记录24小时出入液量。正确留取血标本、尿标本,并及时送检。

(2)注意询问孕妇有无自觉症状,重视孕妇头晕、头痛、恶心、胸闷、眼花等主诉,及时报告医师。

(3)密切观察血压、脉搏、呼吸变化及水肿分布及程度,及时详细记录。

(4)观察宫缩及阴道出血情况,加强胎儿监护,必要时进行胎心

监护。

（5）遵医嘱使用镇静剂或降压药时，预防直立性低血压。

（6）协助患者进行血液常规、凝血功能、肝及肾功能、尿常规、眼底检查、24小时动态血压检测、心电图检查、超声心动图检查。

（7）心理护理：为患者及家属提供相关信息与支持，指导孕妇尽量保持精神放松与心情愉快。

（8）应用硫酸镁的注意事项：①严格观察其毒性，并准确控制硫酸镁的入量，滴速以 1 g/h 为宜，不超过 2 g/h，总量不超过 30 g/h。②随时准备葡萄糖酸钙注射液，每次用药前和用药期间均应监测血压，同时监测以下指标：膝腱反射必须存在；呼吸不少于 16 次/分；尿量不少于 400 mL/24 h，或不少于 25 mL/h。③发现硫酸镁中毒症状，及时报告医师，遵医嘱处理。

2.重度子痫前期的产前专科护理

（1）将孕妇安排于备有呼叫器、安静且光线较暗的病室，医护活动尽量集中，避免因刺激诱发抽搐。

（2）严密监测生命征及病情变化，注意孕妇安全，准备下列物品：①将呼叫器置于孕妇随手可及之处。②加用床挡，防止孕妇坠床、受伤。③准备急救车、吸引器、氧气、开口器等，以备随时使用。④准备急救物品，如硫酸镁、10％葡萄糖酸钙注射液等。⑤备好产包。

（3）防止外伤：①向孕妇解释可能发生外伤的原因及预防措施。②加强安全防护措施。孕妇若需外出、检查、活动、如厕需有人陪伴；告知孕妇起床或改变体位时，动作要缓慢。③告知孕妇减少活动，如有头晕、头痛、眼花表现时立即躺下或坐下休息，防止摔伤。④使用冬眠合剂时，告知孕妇绝对卧床休息，密切监测血压变化。

3.子痫的产前专科护理

（1）设单人暗室，避免声、光刺激，嘱孕妇绝对卧床休息，进行各项治疗及护理操作应相对集中进行，动作轻柔。

（2）监测并记录体温、脉搏、呼吸、血压。

（3）观察孕妇精神状态及神志变化，注意有无头晕、头痛、眼花、胸闷、恶心等自觉症状,有异常及时报告医师。

(4)备好抢救物品,如压舌板、开口器、急救车、吸引器、氧气等。

(5)按医嘱使用镇静、解痉、降压药物,观察药物治疗效果,并及时报告医师。

(6)做好孕妇的心理护理。

(7)子痫护理:①按医嘱使用硫酸镁或冬眠合剂静脉注射。②氧气吸入。③加用床挡,用开口器或纱布包裹压舌板,置于孕妇上下磨牙间。抽搐时切勿暴力按压患者肢体。④专人监护,监测并记录生命体征,观察抽搐次数、持续及间歇时间、昏迷时间,注意观察瞳孔变化、四肢运动、膝腱反射情况,及早发现脑出血征兆。详细记录病情、检查结果及治疗经过、护理措施。⑤观察有无临产征象,勤听胎心音。⑥昏迷孕妇应禁食,取平卧位,头偏向一侧,取出义齿,随时吸出呼吸道分泌物及呕吐物,必要时用舌钳将舌拉出。⑦留置导尿管,观察尿量及性状,准确记录 24 小时出入液量,及早发现肾功能障碍或肾衰竭征兆。⑧定时帮助孕妇翻身,按摩受压部位。⑨进行口腔及外阴护理。

4.妊娠期高血压疾病的产时专科护理

(1)第一产程:①建立静脉通道。注意产妇的自觉症状,血压、脉搏、尿量、胎心、宫缩及产程进展情况。②指导产妇减轻宫缩疼痛,或建议采用镇痛分娩。③血压升高时及时报告医师,遵医嘱给药。④宫缩弱者,遵医嘱给予静脉滴注缩宫素加强宫缩,注意观察血压变化。⑤遵医嘱给予肌内注射哌替啶(潜伏期)、地西泮(活跃期)镇静。

(2)第二产程:尽量缩短产程,避免产妇用力诱发产时子痫,可行会阴侧切术、胎头吸引或低位产钳助产。

(3)第三产程:预防产后出血,①胎儿前肩娩出后立即肌内注射缩宫素,及时娩出胎盘并按摩子宫。②观察血压变化,重视产妇主诉。

(4)整个产程中应加强母婴安危状况及血压监测,如患者出现头痛、眼花、恶心、呕吐等症状,立即通知医师,准确执行医嘱。

(5)产后严密监测血压、脉搏变化,注意休息,观察 2 小时,病情稳定后送回病房。

5.妊娠期高血压疾病的产后专科护理

(1)遵医嘱继续监测血压及使用硫酸镁。

(2)严密观察子宫复旧及阴道出血情况,严防产后出血。

(3)密切观察并及时处理疼痛。

(4)如产后血压稳定,指导产妇参与新生儿喂养和护理。

(5)如果妊娠失败,帮助孕妇及其家属渡过哀伤期,并提供有关疾病预后相关知识。

6.HELLP 综合征

(1)预防出血及静脉通道的护理:①尽可能避免肌内注射。②静脉穿刺时先消毒,后扎止血带,拔针时局部按压至少 3 分钟。③加强输血管理。

(2)产时护理:①注意观察胎心、胎动变化,严密监护产程进展、羊水性状、阴道出血量。②注意观察子宫形状和子宫收缩情况。③经阴道分娩护理。第一产程:密切监测产妇血压、脉搏、尿量、胎心及子宫收缩情况以及自觉症状。第二产程:应缩短产程,避免产妇用力,初产妇可行会阴侧切并助产。第三产程:胎儿娩出前肩后静脉注射缩宫素,及时娩出胎盘并按摩宫底,观察血压变化,重视产妇主诉。

(3)产后护理:①产后 1 小时内每 15 分钟观察 1 次宫底高度、阴道出血及会阴伤口有无渗血情况,观察脉搏、血压。②产后 2~3 小时内每 30 分钟观察 1 次宫底高度、阴道出血、会阴伤口渗血情况,观察脉搏、血压,以后每小时观察 1 次,至每 4 小时观察 1 次并记录。③重视产妇主诉。④剖宫产者腹部切口压沙袋 8 小时,同时观察腹部切口有无渗血。

四、早产

(一)定义

早产是多种病因引起的一种综合征,是一个重要、复杂而又常见的妊娠并发症。根据世界卫生组织定义,早产定义为妊娠周数不足37周(孕259天)分娩者,但没有规定下限。

(二)病因

目前比较统一的观点为,早产是多种病因引起的一种综合征。按可能原因将早产分为以下2类:①自发性早产,约占早产总数的80%,其中未足月分娩发作者约占50%,未足月胎膜早破者约占30%。可能的高危因素包括年龄过大(>35岁)或过小(<18岁)、营养状况不良或体质指数低、教育程度低、种族、吸烟或滥用药物、精神因素(焦虑或抑郁)、多胎妊娠、辅助生殖技术助孕者、晚期流产和(或)早产史、宫颈手术史、宫颈功能不全、感染(尤其是泌尿生殖道感染)、子宫畸形等。②治疗性早产或医源性早产,是指由于母体或胎儿的健康原因不允许继续妊娠,在37周前终止妊娠者。可能的原因包括前置胎盘、胎盘早剥等产前出血性疾病,子痫前期、子痫等妊娠期特有疾病,糖尿病、心脏病、肾脏疾病等妊娠合并症,胎儿畸形、胎儿窘迫、羊水过多等羊水及胎儿异常,约占20%。

(三)临床表现

1.先兆早产

先兆早产指妊娠37周前孕妇出现规律或不规律宫缩,伴有宫颈管的进行性缩短,但宫颈尚未扩张。若仅出现以下非特异性症状,如下腹坠胀、腰背痛、阴道压迫感或宫颈黏液栓脱落等,而宫颈没有发生进行性变化时则不应诊断。目前还无法准确鉴别真性宫缩(可以造成宫颈进行性变化的宫缩)和假性宫缩。

2.早产临产

早产临产指妊娠37周前孕妇出现规律宫缩(指每20分钟4次或每60分钟8次),同时宫颈管进行性缩短(宫颈缩短≥80%)或宫颈扩张>2 cm,伴随的阴道出血和(或)胎膜破裂会增加早产可能性。至于宫颈扩张的程度,>1 cm、>2 cm抑或>3 cm诊断早产临产,不同指南的推荐有所不同。有研究认为,宫颈扩张>3 cm时宫缩更难以抑制,更容易发生早产。

(四)治疗

若胎膜未破、胎儿存活、无胎儿窘迫,无严重的妊娠并发症时,处理原则为抑制宫缩,尽可能延长孕周。若胎膜已破,早产已不可避免时,处理原则为预防新生儿并发症,提高早产儿存活率。

(五)护理评估

1.健康史

详细评估可致早产的高危因素,如既往流产、早产史或本次妊娠期有阴道出血,则发生早产的可能性大,应详细询问出血症状及接受治疗的情况。

2.身心状况

妊娠满 28 周至不满 37 周前出现明显的规律宫缩,每 10 分钟 1 次,伴有宫颈管缩短即为先兆早产;如出现 20 分钟≥4 次且每次持续≥30 秒的规律宫缩,并伴有宫颈管缩短 75%,宫颈管扩张 2 cm 以上者即为早产临产。

3.相关检查

通过全身检查及产科检查,结合阴道分泌物的生化指标检测,核实孕周评估胎儿成熟度、胎方位等;观察产程进展,确定早产的进程。

(六)护理诊断

1.有新生儿受伤的风险

新生儿受伤与新生儿发育不成熟有关。

2.焦虑

焦虑与担心早产儿预后不良有关。

3.自尊低下

自尊低下与认为自己对早产的发生负有责任而又无力阻止早产有关。

(七)护理措施

1.预防早产

(1)孕妇良好的身心状况可减少早产的发生,突然的精神创伤也可诱发早产,因此,应做好孕期保健工作,指导孕妇加强营养,保持平静的心情。

(2)应避免诱发宫缩的活动,如抬举重物性生活等。

(3)高危孕妇必须多卧床休息,以左侧卧位为宜,以增加子宫血液循环,改善胎儿供氧,慎做肛查和阴道检查等。

(4)积极治疗合并症,宫颈内口松弛者应于孕14～16周或更早些时间做子宫内口缝合术,防止早产的发生。

2.药物治疗的护理

常用的抑制宫缩的药物有硫酸镁、β肾上腺素受体激动剂、钙通道阻滞剂和前列腺素合成酶抑制剂。先兆早产的主要治疗是抑制宫缩,与此同时,还要积极控制感染,治疗合并症和并发症。护理人员应明确药物的作用、用法,并能识别药物的不良反应,以避免毒性作用的发生,同时应对患者做好相应的健康教育。

3.预防新生儿合并症的发生

(1)在保胎过程中应每日行胎心监护,教会患者自数胎动,有异常时及时采取应对措施。

(2)对妊娠34周前的早产者,在分娩前按医嘱给予孕妇糖皮质激素如地塞米松等,可促胎肺成熟,明显降低新生儿呼吸窘迫综合征的发病率。

4.为分娩做准备

(1)如早产已不可避免,应尽早决定合理的分娩方式,如臀位横位,估计胎儿成熟度低,而产程又需较长时间者,可选择剖宫产结束分娩;经阴道分娩者,应考虑使用产钳和会阴切开术以缩短产程,从而减少分娩过程中对胎头的压迫。

(2)同时充分做好早产儿保暖和复苏的准备,临产后慎用镇静剂,避免复苏新生儿时出现呼吸抑制的情况;产程中应给产妇吸氧;新生儿出生后立即结扎脐带,防止过多母血进入胎儿循环造成循环系统负荷过重的状况。

5.为孕妇提供心理支持

护士可安排时间与孕妇进行开放式的讨论,让患者了解早产的发生并非她的过错,有时甚至是无缘由的。也要避免为减轻孕妇的负疚感而给予过于乐观的保证。由于早产是出乎预料的,孕妇多没有精神和物质准备,对产程中的孤独感、无助感尤为敏感,因此,丈夫、家人和护士在身旁提供支持较足月分娩更显重要,并能帮助孕妇重建自尊,以良好的心态承担早产儿母亲的角色。

第二节　妊娠期合并症的护理

一、妊娠合并心脏病

(一)定义

妊娠合并心脏病是严重的妊娠合并症,可分为原先存在的心脏疾病和妊娠期诱发的心脏病。

(二)病因

在妊娠合并心脏病的病因中,先天性心脏病位居第一。随着广谱抗生素的应用,以往发病率较高的风湿性心脏病的发病率逐年下降。妊娠期高血压性心脏病、围产期心肌病、心肌炎、各种心律失常、贫血性心脏病等在妊娠合并心脏病中也占有一定比例。而二尖瓣脱垂、慢性高血压心脏病、甲状腺功能亢进性心脏病等较少见。不同类型心脏病的发病率随不同国家及地区的经济发展水平差异较大。在发达国家及我国沿海经济发展较快的地区,风湿性心脏病已较少见。而在发展中国家及贫困、落后的边远地区仍未摆脱风湿病的困扰,风湿性心脏病合并妊娠者仍较多见。

(三)临床表现

1.早期心力衰竭的临床表现

(1)轻微活动后即有胸闷、心悸、气短。

(2)休息时心率>110次/分。

(3)夜间常因胸闷而需坐起,或需到窗口呼吸新鲜空气。

(4)肺底部出现少量持续性湿啰音,咳嗽后不消失。

2.左心衰竭的临床表现

左心衰竭以肺淤血及心排出血量降低为临床表现。

(1)不同程度的呼吸困难。

(2)急性肺水肿:咳嗽、咯粉红色泡沫痰、咯血。

(3)疲倦、乏力、头晕、心悸。

(4)少尿及肾功能损害症状。

(5)体征:心率快,左室扩张,心尖部收缩期杂音、舒张期奔马律、双肺底湿啰音,发绀,交替脉。

3.右心衰竭的临床表现

(1)体循环静脉压升高:颈静脉怒张,肝大、有压痛,双下肢水肿,胸腔积液、晚期腹水,发绀。

(2)体征:心率上升,胸骨右缘 3～4 肋间舒张期奔马律,右心显著扩大者可在心尖部闻及收缩期杂音,吸气时加强。

4.全心衰竭的临床表现

右心衰竭继发于左心衰竭而形成全心衰,右心衰竭后阵发性呼吸困难等肺淤血症状有所减轻。而左心衰竭以心排血量减少的相关症状和体征为主,如疲劳、无力、头晕。

(四)治疗

心脏病变较轻,心脏代偿功能 Ⅰ～Ⅱ 级,无心力衰竭病史,无其他并发症者,可以妊娠。妊娠后须加强监护。心脏病变较重,心功能 Ⅲ～Ⅳ 级、既往有心力衰竭病史、肺动脉高压、严重心律失常、风湿热活动期、急性心肌炎和发绀型先天性心脏病等,不宜妊娠。不宜妊娠者一旦受孕,则应尽早终止妊娠。

1.妊娠期

(1)加强孕期保健,发现异常均应及时住院治疗。

(2)减轻心脏负担,及时去除心力衰竭诱因。

(3)积极控制心力衰竭。

(4)于预产期前 1～2 周入院待产。

2.分娩期

提前选择适宜的分娩方式,心功能 Ⅰ～Ⅱ 级无产科手术指征者,可在严密监护下经阴道分娩,其余可选择剖宫产。

3.产褥期

(1)产后 1 周内,尤其是产后 3 日内,应卧床休息并严密观察。

(2)心功能Ⅲ级及Ⅳ级者,不宜哺乳,应及时退奶。

(3)预防控制感染。

(五)护理评估

1.健康史

详细全面的了解产科病史和既往病史,孕妇对妊娠的适应状况及遵医行为,日常活动睡眠与休息、营养及排泄,动态地观察心功能状况等。

2.身心状况

判断心功能状态,评估与心脏病有关的症状和体征,尤其注意有无早期心力衰竭的表现。由于缺乏相关知识孕产妇及家属心理负担较重,甚至产生恐惧心理而不能合作。

3.相关检查

心电图检查提示心律失常,X 线检查显示心脏扩大,超声心动图可精确地反映各心腔大小、心瓣膜结构及功能状况。采用胎儿电子监护仪、胎动评估等预测宫内胎儿储备能力,评估胎儿健康状况。

(六)护理诊断

1.知识缺乏

缺乏有关妊娠合并心脏病的自我护理知识。

2.焦虑

焦虑与担心自己无法承担妊娠分娩压力有关。

3.活动无耐力

活动无耐力与心排血量下降有关。

4.自理能力缺陷

自理能力缺陷与心功能不全需绝对卧床休息有关。

5.潜在并发症

心力衰竭和感染。

（七）护理措施

1.一般护理

（1）休息保证充足睡眠,孕妇每天睡眠时间不少于 10 小时,每餐后休息半小时,休息时应采取左侧卧位或半卧位。避免过度劳累和情绪激动,以防诱发心力衰竭。室内保持安静、整洁、空气清新、温湿度适宜。

（2）合理营养摄取高蛋白、富含维生素、低盐、低脂,且富含多种微量元素如铁、锌、钙等的食物,少食多餐,多食蔬菜、水果,防止便秘。防止体质指数增加过多,整个妊娠期体质指数增加不宜超过 12.5 kg。自妊娠 16 周起,每日食盐量不超过 4~5 g。

（3）心理护理:向孕产妇及家属详细解释妊娠合并心脏病的相关知识,能够识别早期心力衰竭的常见症状及体征。耐心听取孕产妇的主诉,缓解或消除其焦虑、恐惧等心理,使孕妇保持心情开朗、情绪稳定。

2.专科护理

（1）非妊娠期:对心脏病变较重,心功能Ⅲ～Ⅳ级以上者,不宜妊娠,严格避孕。

（2）妊娠期:①妊娠 20 周前每 2 周 1 次,20 周后每周 1 次接受心血管内科和产科高危门诊共同监护。心功能Ⅱ级以上有心力衰竭表现者,住院治疗。②孕妇每日保证 8～10 小时睡眠,左侧卧位,避免过劳和增大精神压力。③合理营养,妊娠期体质量增加 <12.5 kg。妊娠 4 个月限盐,每日量<5 g。④防止并纠正贫血、心律失常、妊娠期高血压、各种感染性疾病。⑤指导孕妇及家属了解妊娠合并心脏病有关知识,掌握自我监护方法。

（3）产前住院期间护理:执行产前一般护理常规,并做好以下护理。①卧床休息,必要时半卧位吸氧。②低盐饮食,防止便秘,多食水果及新鲜蔬菜。③做好生活护理,防止孕妇情绪激动。④每日测量体温、脉搏、呼吸 4 次,脉搏需测量 1 分钟。⑤严密观察病情变化,特别注意心力衰竭及肺水肿的发生。⑥服用洋地黄者,应严格遵守给药时间及剂量,观察洋地黄中毒反应(恶心、呕吐、黄视、绿视、心率减慢、心律失常）。脉搏低于 60 次/分时，应及时报告医师。⑦定时听取胎心音，必要时行胎儿电子监护，有临产兆者送产房分娩。⑧心力衰竭者应严格控制输液量，以 1 000 mL/24 h 为宜，输液速度以 20～30 滴/分为宜。⑨适度安抚，倾听诉说，提供心理支持。

（4）分娩期护理包括一般护理、第一产程护理、第二产程护理、第三产程护理。

1）一般护理：①评估产妇心功能状态。②协助左侧卧位，上半身抬高 30°，持续吸氧。③给予产妇安慰、鼓励，遵医嘱使用镇静剂。

2）第一产程护理：①每 15～30 分钟测血压、脉搏、呼吸、心率及心律 1 次。②临产后遵医嘱使用抗生素至产后 1 周左右。③使用胎儿电子监护仪评估胎心率变化。④鼓励产妇多休息，在两次宫缩间歇尽量放松。⑤运用呼吸及腹部按摩缓解宫缩痛。⑥严格控制液体滴速。⑦助产士应始终陪伴产妇身旁，随时解答问题。

3）第二产程护理：①避免过早屏气用力。②宫口开全后及时行会阴侧切术，经阴道助产缩短第二产程。③做好抢救新生儿的准备。④分娩时指导孕妇于宫缩时张口哈气，间歇时完全放松。

4）第三产程护理：①胎儿娩出后，立即在腹部放置 1 kg 重沙袋持续 24 小时。②遵医嘱肌内注射哌替啶，严密观察血压、脉搏、子宫收缩情况。③静脉或肌内注射缩宫素 10～20 U，禁用麦角新碱。④产后出血多时，遵医嘱及时输血、输液，并严格控制速度。⑤在产房观察 3 小时，病情稳定后送母婴同室。

（5）产褥期护理：①产后 24 小时内必需静卧，尽量住小房间，保暖、备氧气，遵医嘱给予镇静剂。②遵医嘱继续使用抗生素。③产后 72 小时严格监测心率、心律、呼吸、血压、体温变化，详细记录出入液量。注意识别早期心力衰竭症状。④补液量每日不超过 1 500 mL，滴数控制在 30 滴/分。⑤注意观察子宫收缩及阴道出血情况。注意观察会阴及腹部切口情况。每日擦洗会阴 2 次。⑥进食低盐、易消化食物，少食多餐，保持大便通畅。⑦注意洋地黄中毒反应，服药前监测心率，如心率 60 次/分以下应立即报告医师。⑧对心功能

Ⅰ级者、Ⅱ级者,鼓励母乳喂养;心功能Ⅲ、Ⅳ级者宜退奶,指导人工喂养。⑨出院指导,不适随时复诊。

二、妊娠期高血糖

(一)定义

中华医学会妇产科学分会 2022 年制定的《妊娠期高血糖诊治指南》,将妊娠期高血糖包括两种情况:一种妊娠前已有糖尿病的患者妊娠,称为孕前糖尿病;另一种为妊娠后首次发生的糖尿病,又称妊娠期糖尿病。糖尿病孕妇中,90%以上为妊娠期糖尿病。

(二)病因

妊娠后,母体糖代谢的主要变化是葡萄糖需要量增加、胰岛素抵抗和分泌相对不足。妊娠期糖代谢的复杂变化使无糖尿病者发生妊娠期糖尿病,原有糖尿病的患者病情加重。

1.葡萄糖需要量增加

胎儿能量的主要来源是通过胎盘从母体获取葡萄糖;妊娠时母体适应性改变,如雌、孕激素增加母体对葡萄糖的利用、肾血流量及肾小球滤过率增加,而肾小管对糖的再吸收率不能相应增加,都可使孕妇空腹血糖比非孕时偏低。在妊娠早期,由于妊娠反应、进食减少,严重者甚至导致饥饿性酮症酸中毒或低血糖昏迷等。

2.胰岛素抵抗和分泌相对不足

胎盘合成的胎盘生乳素、雌激素、孕激素、肿瘤坏死因子、瘦素等以及母体肾上腺皮质激素都具有拮抗胰岛素的功能,使孕妇体内组织对胰岛素的敏感性下降。妊娠期胰腺功能亢进,特别表现为胰腺β细胞功能亢进,增加胰岛素分泌。维持体内糖代谢。这种作用随孕期进展而增加。产后随胎盘排出体外,胎盘所分泌的抗胰岛素物质迅速消失,孕期胰岛素抵抗状态逐渐恢复。

(三)临床表现

(1)多饮、多尿、多食及体重减轻。合并感染时可有皮肤化脓感染、真菌性阴道炎、泌尿道、胆道感染症状及其他心血管等慢性并发症症状。腹部过大、羊水过多、巨大儿症状和胎动异常等。

(2)肥胖,宫高、腹围测量大于妊娠周数,以及其他如羊水过多、巨大儿体征。

(四)治疗

在妊娠前、孕期、产时、产后都应考虑糖尿病所产生的特殊问题,以预防为主,减少母婴并发症及降低死亡率。

(1)若已有严重心血管病史,肾功能减退或眼底有增生性视网膜炎者,不宜妊娠,如已妊娠,宜早日终止。

(2)继续妊娠者,定时产前检查,积极控制糖尿病,通过饮食控制或药物治疗,控制血糖,在治疗过程中严密观察母儿情况,选择终止妊娠的最好方案,通常于妊娠 37～38 周终止妊娠最为理想。一般从阴道分娩,若胎儿>4 000 g,胎盘功能不良或有其他产科指征应考虑剖宫产术,产褥期需预防感染,防止因巨大儿羊水过多发生产后出血,并监测血糖值,指导治疗。

(五)护理评估

1.健康史

评估糖尿病病史及糖尿病家族史、孕产史、本次妊娠经过及用药情况;有无胎儿过大、羊水过多等潜在高危因素;有无肾脏、心血管系统及视网膜病变等合并症情况。

2.身心状况

评估孕妇有无糖代谢紊乱综合征,有无瘙痒、视力模糊症状,有无血压、血糖异常等表现;注意胎儿宫内发育情况,有无胎儿生长受限或巨大胎儿。分娩期重点评估产妇有无低血糖及酮症酸中毒症状。产褥期主要评估血糖是否正常、有无出血及感染征兆。由于糖尿病的特殊性,应评估孕妇及家属对疾病知识的掌握情况、认知态度、有无焦虑或恐惧心理、社会家庭支持系统是否完善等。

3.相关检查

孕期进行血糖测定,建议妊娠 24～28 周进行糖筛实验、葡萄糖耐量实验等,肝肾功能检查、24 小时尿蛋白定量及眼底检查可帮助判断糖尿病严重程度。

(六)护理诊断

1.有感染的风险

感染与孕妇对感染的抵抗力下降有关。

2.焦虑

焦虑与担心自己身体状况和胎儿预后有关。

3.知识缺乏

缺乏饮食控制及胰岛素使用的相关知识。

4.有胎儿受伤的风险

胎儿受伤与巨大儿、畸形儿、早产、手术产等有关。

5.潜在并发症

低血糖、产后出血。

(七)护理措施

1.一般护理

注意卫生清洁,预防感染,如保护皮肤清洁,避免破损;勤清洗会阴、勤换内裤。

2.专科护理

(1)加强围生期保健,及早发现。实行饮食控制与胰岛素治疗,控制血糖水平。教会产妇如何注射胰岛素并能自觉控制饮食。

(2)加强对产妇及胎儿的监测,防止胎死宫内,教会产妇自测胎动的方法。

(3)分娩时行胎心监测,注意巨大儿和肩难产,警惕产后出血的发生。定时观察产妇的子宫收缩和出血情况。

(4)产时和产后需根据血糖水平随时调整胰岛素用量。使用胰岛素时应严格核查制度,防止低血糖的发生。

(5)根据需要使用地塞米松促进胎肺成熟,并做好新生儿的抢救准备工作。

(6)糖尿病患者抵抗力低,易受细菌和真菌的感染,因此,要保持良好的休养环境,产时产后给予抗生素预防感染,并需注意口腔及皮肤的清洁卫生。

(7)加强新生儿的观察与护理,注意呼吸情况,保暖,加强哺乳,预防低血糖的发生。

(8)鼓励产妇母乳喂养,可降低产后血糖水平。

(9)因妊娠期糖尿病患者易发生糖尿病,建议产妇产后于内科随诊,便于及早发现及早治疗。

三、妊娠合并病毒性肝炎

(一)定义

病毒性肝炎是孕妇最常见的肝脏疾病,妊娠期感染可严重地危害孕妇及胎儿,病原发病率为非妊娠期妇女的 6~9 倍,急性重型肝炎发生率为非孕期妇女的 65.5 倍。

(二)病因

1.甲型肝炎

甲型肝炎多呈散发或流行发病。甲型肝炎病毒(HAV)属核糖核酸(RNA)病毒,主要经消化道也可经血液传播,在肝细胞内大量复制并释放至全身。主要杀伤肝细胞。

2.乙型肝炎

乙型肝炎主要经血液,也可经唾液或其他体液或生殖道感染。乙型肝炎病毒(HBV)为脱氧核糖核酸(DNA)病毒,所致病变与免疫有关。病毒进入血液循环后人体所产生的淋巴细胞和特异抗体与肝细胞表面的病毒抗原结合,释放出多种体液因子,在杀灭病毒的同时造成肝细胞损害,引起坏死和炎症反应。反应强烈者可引起急性重症肝炎(暴发型肝炎);轻者成为慢性肝炎或病毒携带者;侵入病毒量较多而免疫功能正常者则表现为一般的急性肝炎。

3.丙型肝炎

丙型肝炎病毒(HCV)是一类单股正链 RNA 病毒,很可能存在不同的型和亚型,为疫苗制备带来困难。丙型肝炎病毒主要经血液传播,占输血后肝炎的 90%。母婴之间、静脉用药、密切接触也可传染。

4.丁型肝炎

丁型肝炎病毒(HDV)具有环状 RNA 基因,是一种缺陷性病毒,复制时需要 HBV 或土拨鼠肝炎病毒(WHV)的辅助。结构上体现了 HDV-HBV 的共生关系,因此决定了 HDV 只能感染 HBsAg 阳性患者。传播途径与乙型肝炎相同,能导致乙型肝炎病情的加重或引起急性重型肝炎。

5.戊型肝炎

戊型肝炎病毒(HEV)为单股正链 RNA 病毒,由肠道传染,经口食入后,随血液进入肝细胞中复制增殖,并引起免疫反应。受损的肝细胞破裂后,释放出的 HEV 部分再侵入新的肝细胞,部分随胆汁入胆管,最终主要由粪便排出。戊型肝炎以流行性或散发性形式出现。孕妇感染后病死率高达 20%,但少见。

(三)临床表现

1.甲型肝炎

临床表现均为急性,好发于秋冬季,潜伏期为 2~6 周。前期症状可有发热、厌油、食欲下降、恶心呕吐、乏力、腹胀和肝区疼痛等,一般于 3 周内好转。此后出现黄疸、皮肤瘙痒、肝脏肿大,持续 2~6 周或更长。多数病例症状轻且无黄疸。

2.乙型肝炎

乙型肝炎分急性乙型肝炎、慢性乙型肝炎、重症肝炎和 HBsAg 病毒携带者。潜伏期一般为 1~6 个月。急性期妊娠合并乙肝的临床表现出现不能用妊娠反应或其他原因解释的消化道症状,与甲肝类似,但起病更隐匿,前驱症状可能有急性免疫复合物样表现,如皮疹、关节痛等,黄疸出现后症状可缓解。乙型肝炎病程长,5%左右的患者转为慢性。极少数患者起病急,伴高热、寒战、黄疸等,如病情进行性加重,演变为重症肝炎则黄疸迅速加深,出现肝性脑病症状、凝血机制障碍,危及生命。妊娠时更易发生重症肝炎,尤其以妊娠晚期多见。

3.其他类型的肝炎

临床表现与乙型肝炎类似,症状或轻或重。丙型肝炎的潜伏期为 2~26 周,输血引起者为 2~16 周。丁型肝炎的潜伏期为 4~20 周,多与乙型肝炎同时感染或重叠感染。戊型肝炎与甲肝症状相似,于暴发流行时易感染孕妇,妊娠晚期发展为重症肝炎,导致肝功能衰竭,病死率可达 30％。

(四)治疗

原则上与非孕期病毒性肝炎治疗相同,根据不同病因,给予不同处理,同时辅以支持治疗。

1.一般处理

急性期应充分卧床休息,减轻肝脏负担,以利于肝细胞的修复。黄疸消退症状开始减轻后,逐渐增加活动。合理安排饮食,以高糖、高蛋白和高维生素"三高饮食"为主,对有胆汁淤积或肝性脑病者应限制脂肪和蛋白质。禁用可能造成肝功能损害的药物。

2.保肝治疗

以抗感染、抗氧化和保肝辅助恢复肝功能为原则。甘草酸制剂、水飞蓟素制剂、多不饱和卵磷脂制剂以及双环醇等,有不同程度的抗感染、抗氧化、保护肝细胞膜及细胞器等作用,临床应用可改善肝脏生物化学指标。如黄疸较重、凝血酶原时间延长或有出血倾向,可给予维生素 K,新鲜血、血浆和人体白蛋白等可改善凝血功能,纠正低蛋白血症起到保肝作用。抗感染保肝治疗只是综合治疗的一部分,并不能取代抗病毒治疗。对于 ALT 明显升高者或肝组织学明显炎性坏死者,在抗病毒治疗的基础上可适当选用抗感染保肝药物。不宜同时应用多种抗感染保肝药物,以免加重肝脏负担及因药物间相互作用而引起不良效应。

3.抗病毒制剂干扰素-α(IFNα)和核苷(酸)类似物

IFNα 和恩替卡韦、替诺福韦酯和拉米夫定、替比夫定、阿德福韦酯可使血清 HBV-DNA 及乙型肝炎 E 抗原(HBeAg)缓慢下降,同时肝内 DNA 形成及 HBeAg 减少,病毒停止复制,肝功能渐趋正常。

4.免疫调节药物

糖皮质激素目前仅用于急性重型肝炎、淤胆型肝炎及慢性活动性肝炎。常用药物为泼尼松及地塞米松。疗程不宜过长,急性者 1～2 周;慢性肝炎疗程较长,用药过程中应注意防止并发感染或骨质疏松等,停药时需逐渐减量。转移因子、左旋咪唑、白细胞介素-2(IL-2)、干扰素及干扰素诱导剂等免疫促进剂,效果均不肯定。

5.产科处理

(1)妊娠期:早期妊娠合并急性甲型肝炎,因 HAV 无致畸依据,也没有宫内传播的可能性,如病程短、预后好,则原则上可继续妊娠,但有些学者考虑到提高母婴体质,建议人工流产终止妊娠。合并乙型肝炎者,尤其是慢性活动性肝炎,妊娠可使肝脏负担加重,应积极治疗,病情好转后行人工流产。中晚期妊娠合并肝炎则不主张终止妊娠,因终止妊娠时创伤、出血等可加重肝脏负担,使病情恶化,可加强孕期监护,防止妊娠期高血压疾病。

(2)分娩期及产褥期:重点是防治出血和感染。可于妊娠近预产期前一周左右,每天肌内注射维生素 K 20～40 mg,临产后再加用 20 mg 静脉注射。产前应配好新鲜血,做好抢救休克及新生儿窒息的准备,如可经阴分娩,应尽量缩短第二产程,必要时可行产钳或胎头吸引助产。产后要防止胎盘剥离面严重出血,及时使用宫缩剂,必要时给予补液和输血。产时应留脐血做肝功能及抗原的测定。如有产科指征需要行剖宫产时,要做好输血准备。选用大剂量静脉滴注对肝脏影响小的广谱抗生素如氨苄西林、第三代头孢菌素类抗生素等防止感染,以免病情恶化。产褥期应密切检测肝功变化,给予相应的治疗。

(3)新生儿的处理:新生儿在出生 12 小时内注射乙型肝炎免疫球蛋白和乙型肝炎疫苗后,可接受 HBsAg 阳性母亲的哺乳。

(五)护理评估

1.健康史

评估有无肝炎家族史及密切接触史,治疗情况。

2.身心状况

临床上孕妇常出现原因不明的食欲减退、恶心呕吐腹胀、乏力、厌油腻、肝区叩击痛等消化道症状;重症肝炎多见于妊娠末期,起病急,病情重,表现为发热、皮肤巩膜黄染、尿色深黄、食欲极度减退、呕吐频繁、腹胀、腹水、肝臭气味、肝脏进行性缩小、急性肾衰竭及不同程度的肝性脑病症状,如嗜睡烦躁、神志不清,甚至昏迷。孕妇由于担心感染胎儿,会产生焦虑、矛盾及自卑心理。还应注意孕妇及家人对疾病的认知程度及家庭社会支持系统是否完善。

3.相关检查

肝功能检查、血清病原学检测可确诊病毒类型;凝血功能及胎盘功能检查可帮助判断孕妇及胎儿整体状态。

(六)护理诊断

1.营养失调:低于机体需要量

营养失调与食欲下降、厌油、呕吐等有关。

2.知识缺乏

缺乏病毒性肝炎感染途径、传播方式、母儿危害及预防保健等知识。

3.潜在并发症

产后出血、肝性脑病。

(七)护理措施

1.一般护理

(1)休息:每天保证 9 小时睡眠和适当午睡,避免体力劳动。注意个人卫生与饮食卫生,增强机体抵抗力。急性期应卧床休息,取左侧卧位。

(2)饮食:加强营养,给予高碳水化合物、富含维生素、低脂肪食物。对有胆汁淤积或肝性脑病者,应限制蛋白质及脂肪的摄入,必要时静脉输液,纠正水、电解质紊乱。

(3)心理护理:向孕妇及家属进行有关病毒性肝炎的知识宣教。讲解妊娠与肝炎的相互影响,消毒隔离的重要性及方法,消除孕妇的思想顾虑,减轻心理负担,树立战胜疾病的信心,积极配合医护治疗。

2.专科护理

肝炎患者原则上不宜妊娠。妊娠早期发生病毒性肝炎,应遵医嘱进行处理。若发生在妊娠中、晚期,一般不主张终止妊娠,经保守治疗无效,病情继续发展时,应考虑终止妊娠。

(1)妊娠期。①轻型肝炎:妊娠早期,积极治疗;妊娠中晚期,注意休息,积极治疗,加强监护,避免应用可能损伤肝脏的药物(如雌激素、镇静麻醉药),并预防感染,有黄疸者立即住院,按重症肝炎处理。②重型肝炎:保肝治疗,积极预防及治疗肝性脑病,如改善氨异常代谢,限制蛋白质的摄入,保持大便通畅,减少氨及毒素的吸收。预防弥散性血管内凝血及肾功能衰竭。妊娠末期重症肝炎患者,经积极治疗 24 小时后以剖宫产终止妊娠为宜。因母儿耐受能力差,过度体力消耗可加重肝脏负担,术中尽可能减少出血及缩短手术时间。

(2)分娩期:重症肝炎在短期内行保肝治疗及纠正凝血功能后,选择剖宫产结束分娩。宫颈条件成熟,估计能在短时间内顺利结束分娩者,可选择经阴道分娩。分娩期主要在于防治出血。在预产期前一周每日给予维生素 K_1 20～40 mg 肌内注射,并配好新鲜血备用。防滞产,宫口开全后可行胎头吸引术或产钳术助产,缩短第二产程;做好抢救休克和新生儿窒息准备,必要时留脐血测新生儿乙型肝炎抗原。当胎肩娩出后给予宫缩剂,防止产后出血。

第三节　胎儿及其附属物异常的护理

一、胎儿窘迫

(一)定义

胎儿在宫内有缺氧征象危及胎儿健康和生命者,称为胎儿窘迫。胎儿窘迫主要发生在临产过程,以第一产程末及第二产程多见,也可以发生在妊娠后期。

(二)病因

1.母体血氧含量不足

如产妇患严重心肺疾病或心肺功能不全、妊娠期高血压疾病、高热、重度贫血、失血性休克、仰卧位低血压综合征等,均使母体血氧含量降低,影响对胎儿的供氧。导致胎儿缺氧的母体因素如下。

(1)微小动脉供血不足:如妊娠期高血压疾病等。

(2)红细胞携氧量不足:如重度贫血、一氧化碳中毒等。

(3)急性失血:如前置胎盘、胎盘早剥等。

(4)各种原因引起的休克与急性感染发热。

(5)子宫胎盘血运受阻:急产或不协调性子宫收缩乏力等,缩宫素使用不当引起过强宫缩;产程延长,特别是第二产程延长;子宫过度膨胀,如羊水过多和多胎妊娠;胎膜早破等。

2.胎盘

脐带和胎盘是母体与胎儿间氧及营养物质的输送传递通道,其功能障碍必然影响胎儿获得所需氧及营养物质。常见胎盘功能低下:妊娠期高血压疾病、慢性肾炎、过期妊娠、胎盘发育障碍(过小或过大)、胎盘形状异常(膜状胎盘、轮廓胎盘等)和胎盘感染、胎盘早剥等。常见有脐带血运受阻:脐带脱垂、脐带绕颈、脐带打结引起母儿间循环受阻。

3.胎儿因素

严重的心血管疾病、呼吸系统疾病、胎儿畸形、母儿血型不合,胎儿宫内感染、颅内出血、颅脑损伤等。

(三)临床表现

根据胎儿窘迫发生速度可分为慢性胎儿窘迫及急性胎儿窘迫两类。

1.慢性胎儿窘迫

慢性胎儿窘迫多发生在妊娠末期,往往延续至临产并加重。其原因多因孕妇全身性疾病或妊娠期疾病引起胎盘功能不全或胎儿因素所致。临床上除可发现母体存在引起胎盘供血不足的疾病外,还发生胎儿宫内生长受限。孕妇体重、宫高、腹围持续不长或增长很慢。

2.急性胎儿窘迫

急性胎儿窘迫主要发生在分娩期,多因脐带因素(如脐带脱垂、脐带绕颈、脐带打结)、胎盘早剥、宫缩强且持续时间长及低血压、休克引起。

(四)治疗

1.慢性胎儿窘迫

应针对病因处理,视孕周、有无胎儿畸形胎儿成熟度和窘迫的严重程度决定处理。

(1)定期做产前检查者估计胎儿情况尚可,应嘱孕妇取侧卧位减少下腔静脉受压,增加回心血流量,使胎盘灌注量增加,改善胎盘血供应,延长孕周数。每日吸氧提高母血氧分压,根据情况做无刺激胎心监护(NST)检查,每小时胎动计数。

(2)情况难以改善:接近足月妊娠估计在娩出后胎儿生存机会极大者,为减少宫缩对胎儿的影响,可考虑行剖宫产。如胎肺尚未成熟,可在分娩前48小时静脉注射地塞米松促进胎儿肺泡表面活性物质的合成,预防呼吸窘迫综合征的发生。如果孕周小,胎儿娩出后生存可能性小,将情况向家属说明,做到知情选择。

2.急性胎儿窘迫

(1)若宫内窘迫达严重阶段必须尽快结束分娩。其指征:①胎心率持续低于110次/分或高于180次/分,伴羊水Ⅱ～Ⅲ度污染;②羊水Ⅲ度污染,伴羊水过少;③持续胎心缓慢达100次/分以下;④胎心监护反复出现晚期减速或出现重度可变减速,胎心60次/分以下持续60秒以上;⑤胎心图基线变异消失伴晚期减速。

(2)积极寻找原因并排除如心力衰竭、呼吸困难、贫血、脐带脱垂等。改变体位左侧或右侧卧位,以改变胎儿脐带的关系,增加子宫胎盘灌注量。

1)持续吸氧,提高母体血氧含量,以提高胎儿的氧分压。

2)宫颈尚未完全扩张,胎儿窘迫情况不严重,可吸氧、左侧卧位,观察10分钟,若胎心率变为正常,可继续观察。若因使用缩宫素宫缩过强造成胎心率异常减缓者,应立即停止滴注或用抑制宫缩的药物,继续观察是否能转为正常。若无显效,应行剖宫产术。施术前做好新生儿窒息的抢救准备。

3)宫口开全、胎先露已达坐骨棘平面以下 3 cm,在吸氧的同时尽快助产经阴道娩出胎儿。

(五)护理评估

1.健康史

了解孕妇的年龄、生育史,内科疾病史如高血压、慢性肾炎、心脏病等;本次妊娠经过,如妊娠期高血压疾病、胎膜早破、子宫过度膨胀(如羊水过多和多胎妊娠);分娩经过,如产程延长(特别是第二产程延长)、缩宫素使用不当。了解有无胎儿畸形、胎盘功能的情况。

2.身心状况

胎儿窘迫时,孕妇自感胎动增加或停止。在窘迫的早期可表现为胎动过频,>20 次/24 小时,如缺氧未纠正或加重则胎动转弱且次数减少,进而消失。胎儿轻微或慢性缺氧时,胎心率加快,>160 次/分;如长时间或严重缺氧,则会使胎心率减慢。胎心率若<100 次/分提示胎儿危险。胎儿窘迫时主要评估羊水量和性状。孕产妇夫妇因为胎儿的生命遭遇危险而产生焦虑,对需要手术结束分娩产生犹豫、无助感。对于胎儿不幸死亡的孕产夫妇,感情上受到强烈的创伤,通常会经历否认愤怒、抑郁、接受的过程。

3.相关检查

(1)胎盘功能检查:出现胎儿窘迫的孕妇一般 24 小时尿 E_3 值急骤减少 $30\%\sim40\%$,或与妊娠末期连续多次测定 E_3 值在 10 mg/24 h 以下。

(2)胎心监测:胎动时胎心率加速不明显,基线变异率<3 次/分,出现晚期减速、变异减速等。

(3)胎儿头皮血血气分析:pH<7.20。

(六)护理诊断

1.有胎儿受伤的风险

胎儿受伤与胎儿宫内缺氧有关。

2.焦虑

焦虑与担心胎儿宫内安危有关。

3.预感性悲哀

预感性悲哀与胎儿可能宫内死亡有关。

(七)护理措施

1.一般护理

(1)立即改变体位,如侧卧、俯卧、直立、坐、站等。如胎膜早破先露部未衔接者应卧床,并适当垫高臀部。

(2)报告医师及给予吸氧,严密监测胎心变化,持续胎心监护。

2.专科护理

(1)降低胎儿受伤程度的护理。

1)急性胎儿窘迫的护理:①密切监测胎心率,如出现晚期减速,立即通知医师并吸氧、做好剖宫产准备。②因缩宫素使用不当,应遵医嘱立即停用。③宫口开大 3 cm 以上,可行人工破膜,观察羊水性状。④直肠指检或阴道检查有隐性脐带脱垂或脐带先露时,应立即协助医师在数分钟内结束分娩。⑤宫口开全估计可经阴道分娩,尽量缩短第二产程,做好新生儿窒息抢救准备。⑥胎盘娩出后,仔细检查胎盘、脐带是否异常。

2)慢性胎儿窘迫的护理:①教会孕妇自数胎动,定时吸氧。②遵医嘱定时听胎心或行胎儿电子监护。③正确留取血尿标本,行胎盘功能检查。④协助医师积极治疗原发病或妊娠合并症。⑤遵医嘱做好剖宫产准备。⑥做好新生儿窒息抢救准备。

(2)纠正胎儿缺氧的护理。①吸氧:孕妇取左侧位,面罩间断吸氧,每次吸 30 分钟。②严密监测胎儿情况:胎心监护或每 10~15 分钟听胎心音 1 次,同时计数胎动,正常胎动次数每小时 3~5 次,12 小时在 30 次以上,若 12 小时低于 10 次,说明胎儿宫内缺氧,监测胎盘功能。③做好终止妊娠准备:经处理缺氧未改善者,及时做好阴道助产手术及剖宫产手术准备,立即结束分娩。同时做好新生儿窒息的抢救准备。

3.心理护理

(1)减轻焦虑:向孕产妇提供相关信息,耐心解释胎儿目前状况,产程进展、治疗措施、预期后果及需要孕妇的配合。

(2)提供心理支持:对胎儿不幸死亡的夫妇,护士及家人多陪伴他们,鼓励他们诉说悲伤,给予产妇精神安慰和细心照顾,帮助他们缓解心理压力,接受现实,尽快度过悲伤期,恢复正常工作和生活。

二、胎盘早剥

(一)定义

妊娠 20 周后或分娩期,正常位置的胎盘于胎儿娩出前,全部或部分从子宫壁剥离,称为胎盘早剥,是晚期妊娠严重的并发症之一。

(二)病因

病因尚不完全清楚,子痫前期是胎盘早剥的高危因素,子痫前期较正常妊娠增加 2～4 倍的风险。早发型子痫前期胎盘早剥发病率高达 22.9%。子痫前期患者缺乏正规产检;有子痫前期病史;中孕期、晚孕期流产、早产;胎儿生长受限是易发胎盘早剥的独立危险因素。

(三)临床表现

急性胎盘早剥的典型症状和体征为阴道出血、腹痛、宫缩、子宫硬度增加和压痛,以及胎心监护图形可能不良。阴道流血常为暗红色血液。子宫收缩是特征性的高频但低幅度(10 分钟内 >5 次锯齿波模式)合并升高的宫压基线,但利用外置宫缩探头不可靠。如果胎膜破裂,有可能观察到血性羊水。

10%～20%的胎盘早剥症状轻微。可能只表现为早产临产,少量阴道出血甚至没有阴道出血。出血量并不与母体出血程度紧密相关,不能用作评估足月前胎盘剥离严重程度的标志。应提高警惕,分析其相关合并症及并发症。一些早剥患者没有症状,如早发型子痫前期患者胎心监护异常可能是唯一提示,还有些妊娠期高血压疾病患者突然出现弥散性血管内凝血表现也应警惕胎盘早剥。胎心率异常常提示胎盘失血已经影响胎儿血流动力学,存在可能导致胎儿死亡的临床严重的早剥。

慢性胎盘早剥患者表现为相对较轻、慢性和间歇性的出血,并存在随时间或逐渐出现的临床表现,如羊水过少、胎儿生长受限及子痫前期。

(四)治疗

胎盘早剥的治疗以防治休克、及时终止妊娠、控制并发症为原则。胎盘早剥一旦发生,病情发展迅速,常出现休克,危及母儿生命,因此,应在防治休克的基础上尽快终止妊娠,目前多采取剖宫产术结束分娩;短时间内能经阴道分娩者,可考虑试产。产后易发生产后出血、弥散性血管内凝血、急性肾衰竭、新生儿窒息等并发症,应积极处理,避免对母儿造成严重的损害。

(五)护理评估

1.健康史

评估孕妇在妊娠晚期或临产时突然发生腹部剧痛,有急性贫血或休克现象应高度重视。还应结合以往妊娠期有无高血压疾病、慢性肾炎、仰卧位低血压综合征、胎盘早剥史及外伤史等,进行全面评估。

2.身心状况

除进行阴道流血的色、量评估外,应重点评估腹痛的程度、性质,孕妇的生命体征、一般情况,以及时正确地了解孕妇的身体状况。由于情况危急,孕妇和家属常常感到高度紧张和恐惧。

3.相关检查

产科检查可判定胎方位、胎心情况、宫高变化、腹部压痛范围和程度等;B型超声波检查可见胎盘后血肿,重型胎盘早剥时常伴胎心、胎动消失;实验室检查可了解产妇的贫血程度及凝血功能。

(六)护理诊断

1.恐惧

恐惧与胎盘早剥起病急、进展快,危及母儿生命有关。

2.胎儿有受伤的风险

胎盘剥离面积大可导致胎儿宫内窘迫、死产。

3.潜在并发症

产后出血、弥散性血管内凝血、急性肾衰竭。

(七)护理措施

1.一般护理

(1)绝对卧床休息,协助左侧卧位,提供一切生活护理。

(2)加强营养,纠正贫血。

(3)定期间断吸氧以改善胎儿宫内供氧。

(4)加强会阴护理。

(5)保持会阴部清洁卫生。

2.专科护理

(1)治疗要点纠正休克,及时终止妊娠,防治并发症。①纠正休克:对处于休克状态的危重患者,应吸氧、开放静脉通道,迅速补充血容量。②及时终止妊娠:确诊胎盘早剥后,无论剥离面积的大小,应及时终止妊娠。③终止妊娠的方式:根据孕妇病情轻重、胎儿宫内状况、产程进展、胎产式等决定终止妊娠的方式。a.阴道分娩:患者一般情况良好,出血少,宫口已扩张,估计短时间内能结束分娩者,可行人工破膜后经阴道分娩。b.剖宫产:适用于重型胎盘早剥、估计短时间内不能从阴道分娩、胎儿窘迫、产妇情况恶化者。

(2)急救护理:①确诊为胎盘早剥,立即做好阴道分娩或剖宫手术的准备及抢救新生儿准备。②采取中凹卧位、给氧、保暖,迅速建立静脉通道,遵医嘱输血、输液、补充血容量,尽快维持生命体征的平稳。③为防止弥散性血管内凝血发生,遵医嘱及时输入足量新鲜血,补充血容量和凝血因子。④当出现少尿或无尿症状时,应考虑肾功能衰竭的可能。遵医嘱用呋塞米 20～40 mg 静脉推注,必要时重复使用。⑤分娩过程中及胎盘娩出后遵医嘱立即肌内注射宫缩剂,加强宫缩,防止产后出血。⑥胎死宫内或死产者遵医嘱给予退乳。

3.心理护理

建立良好的护患关系,允许孕产妇及家属表达心理感受,并给予心理支持。尤其是产妇因病情严重失去孩子,或产妇因产后出血各种处理无效而行子宫切除者,护士要多安慰,使其接受现实。

三、前置胎盘

(一)定义

妊娠时胎盘正常附着于子宫体部的后壁、前壁或侧壁。孕28周后胎盘附着于子宫下段,下缘达到或覆盖宫颈内口,位置低于胎先露部,称为前置胎盘。前置胎盘可致晚期大量出血而危及母儿生命。低置胎盘是指胎盘附着于子宫下段,胎盘边缘距子宫颈内口的距离<20 mm。

(二)病因

目前尚不清楚。既往前置胎盘史、既往剖宫产史、多胎妊娠、多产、高龄孕妇(>35岁)、不孕治疗,以及多次流产史、宫腔手术史和母亲吸烟、吸毒均增加前置胎盘风险。

1.子宫内膜损伤

多次刮宫、多次分娩、产褥感染、子宫瘢痕等可损伤子宫内膜。或引起炎症或萎缩性病变,使子宫蜕膜血管缺陷。当受精卵着床时,因血液供给不足,为摄取足够营养而增大胎盘面积,伸展到子宫下段。前置胎盘患者中85%～90%为经产妇。瘢痕子宫妊娠后前置胎盘的发生率5倍于无瘢痕子宫。

2.胎盘异常

多胎妊娠时,胎盘面积较大而延伸至子宫下段,故前置胎盘的发生率较单胎妊娠高一倍;副胎盘亦可到达子宫下段或覆盖宫颈内口;膜状胎盘也可扩展至子宫下段,发生前置胎盘。

3.受精卵滋养层发育迟缓

受精卵到达宫腔时,滋养层尚未发育到能着床的阶段,继续下移,着床于子宫下段而形成前置胎盘。

(三)临床表现

主要临床表现是妊娠晚期无痛性反复性阴道流血,可伴有因出血多所致的相应症状。前置胎盘阴道流血往往发生在妊娠 32 周前,可反复发生,量逐渐增多,也可一次就发生大量出血。低置胎盘者阴道流血多发生在妊娠 36 周以后,出血量较少或中等。有不到 10% 的孕妇至足月仍无症状。

(四)治疗

前置胎盘的处理以止血、纠正贫血、预防感染为原则。当妊娠不足 34 周,胎儿体质量<2 000 g,阴道流血量不多,胎儿存活,胎儿一般情况良好时,适于采取期待疗法。当反复大量阴道流血甚至休克或胎儿窘迫甚至死亡时,需及时终止妊娠;如实施期待疗法过程中,病情稳定,胎龄达到 36 周,胎儿发育基本成熟,应考虑适时终止妊娠,以避免病情变化危及母儿生命。剖宫产术可以迅速结束分娩,对母儿比较安全,是目前处理前置胎盘的主要手段。

(五)护理评估

1.健康史

除了解个人健康史外还应该了解既往孕产史,注意本次妊娠经过中,特别是孕 28 周后是否有前置胎盘的症状及医疗处理情况。

2.身心状况

患者的生命体征、一般情况、出血量;孕妇及其家属的心理情绪。

3.相关检查

产科检查、超声波检查、阴道检查;产后检查胎盘和胎膜。

(六)护理诊断

1.潜在并发症

失血性休克。

2.胎儿有受伤的风险

胎儿受伤与出血导致胎盘供血不足有关。

3.有感染的风险

感染与大出血导致机体抵抗力下降及胎盘剥离面靠近子宫颈口,细菌易经阴道上行感染有关。

4.焦虑

焦虑与担心自身及胎儿的安危有关。

(七)护理措施

1.一般护理

期待疗法患者,应取左侧卧位,卧床休息,出血停止后方可轻微活动。减少刺激,禁止肛门检查、阴道检查及性生活,医务人员行腹部检查时动作应轻柔。进食富含蛋白质及铁质的食物,如动物肝脏、鸡蛋、绿叶蔬菜及豆类等。

2.专科护理

(1)增进孕妇与胎儿的健康。

1)期待疗法:①嘱孕妇绝对卧床休息,左侧卧位。②间断吸氧或需要时,每日2次,每次30分。③严密观察阴道出血情况,常规配血备用。④注意观察有无宫缩,如阴道出血增多或出现宫缩应立即通知医师。⑤指导正确计数胎动,必要时进行胎心监测。⑥指导孕妇进食高蛋白、富含维生素、富含铁及粗纤维食物。⑦禁止直肠指检,慎做阴道检查。⑧妊娠不能继续时遵医嘱给予地塞米松促胎肺成熟。

2)休克患者:①立即开放静脉,遵医嘱输液或输血,给予止血药。②持续吸氧。

3)严密监测血压、脉搏、呼吸及阴道出血量,记录24小时出入液量。

4)严密监测胎儿宫内情况,必要时进行连续胎心监护,做好新生儿抢救准备。

5)术前准备。

(2)预防感染:①严密观察与感染有关的体征,发现异常及时通知医师。②会阴护理,使用消毒卫生巾,勤换内衣裤。③遵医嘱使用抗生素,并观察药物疗效。④鼓励患者进食,注意摄入高蛋白食物。⑤产后鼓励产妇勤翻身、早下床活动。

（3）加强生活护理：①加强巡视，将呼叫器及生活用品置于患者伸手可及之处。②协助进食，提供吸管。③大小便后会阴护理。

（4）提供心理支持，做好解释、安抚工作。

四、胎膜早破

(一)定义

胎膜早破是指宫缩发动之前的胎膜破裂，又称临产前胎膜破裂。大部分发生在 37 周后，称足月前胎膜早破。中期妊娠胎膜早破是指在孕 16～26 周发生的足月前胎膜早破。

(二)病因

目前胎膜早破的病因尚不清楚，一般认为与以下因素有关。①生殖道病原微生物上行性感染。②羊膜腔压力增高。③胎膜受力不均。④宫颈病变。⑤创伤。

自发性胎膜破裂的机制尚不完全清楚。胎膜的强度和完整性取决于细胞外膜蛋白，包括胶原、纤连蛋白和层粘连蛋白。基质金属蛋白酶可以通过增加胶原降解而降低膜的强度。基质金属蛋白酶组织抑制剂通过与基质金属蛋白酶结合阻止蛋白水解，从而有助于维持膜的完整性。许多病理事件可破坏这一平衡，并启动一系列生化改变，最终导致胎膜早破。

(三)临床表现

孕妇突然有透明或淡黄色的液体从阴道"涌出"，但也有许多女性诉间歇性的或持续少量阴道漏出液，或者只是阴道内或会阴处有湿润感。

直接观察到羊水自宫颈管流出，或者阴道后穹隆出现羊水池对于未足月胎膜早破来说具有诊断意义。如果没有直接观察到羊水，可通过按压妊娠女性宫底、嘱其做 Valsalva 动作或咳嗽，促使羊水从宫颈口流出。

(四)治疗

总体而言，对胎膜早破的处理已经从保守处理转为积极处理，准确评估孕周对处理至关重要。

1.足月胎膜早破

随着破膜时间延长,宫内感染的风险显著增加。无剖宫产指征者破膜后 2～12 小时内积极引产可以显著缩短破膜至分娩的时间,并且显著降低绒毛膜羊膜炎及母体产褥感染的风险,而不增加剖宫产率和阴道助产率及其他不良妊娠结局的发生率。国内主要基于初产妇的回顾性研究结果显示延迟至破膜后 24 小时如果不临产再引产则显著增加新生儿感染率和剖宫产率。良好的规律宫缩引产至少 12～18 小时,如仍在潜伏期阶段才可考虑诊断引产失败行剖宫产分娩。破膜后 12 小时,给予抗生素预防感染。对于子宫颈条件成熟的足月胎膜早破孕妇,行缩宫索静脉滴注是首选的引产方法。对子宫颈条件不成熟同时无促宫颈成熟及阴道分娩禁忌证者,可应用前列腺素制剂以促进子宫颈成熟,但要注意预防感染,密切监测宫缩情况和胎儿情况。

2.足月前胎膜早破

足月前胎膜早破是胎膜早破的治疗难点,一方面要延长孕周减少新生儿因不成熟而产生的疾病与死亡;另一方面随着破膜后时间延长,上行性感染成为不可避免或原有的感染加重。发生严重感染并发症的危险性增加,同样可造成母儿预后不良。

(五)护理评估

1.健康史

详细询问孕产史,进食营养状况,有无妊娠晚期性交、阴道炎症等。

2.身心状况

孕妇诉大量液体自阴道流出,肛诊将胎先露上推见阴道流液量增加,护士应评估阴道流液量、颜色及性质,注意孕妇心理焦虑、情绪不安变化。

3.相关检查

产科检查有无头盆不称,阴道液 pH≥6.5 提示胎膜早破,羊膜镜检查看不到前羊膜囊,B超显示羊水量减少。

(六)护理诊断

1.有感染的风险

感染与胎膜早破后,下生殖道病原微生物易于上行感染有关。

2.有胎儿受伤的风险

胎儿受伤与胎膜早破脐带容易脱垂、胎儿吸入感染羊水、早产儿肺部不成熟等有关。

3.处理能力缺陷

处理能力缺陷与胎膜早破为预防脐带脱垂孕妇需卧床有关。

4.焦虑

焦虑与担心胎儿的生命安全有关。

(七)护理措施

1.一般护理

嘱患者提早住院待产,应卧床休息,抬高臀部,保持外阴清洁,防止上行性感染。

2.治疗护理

(1)期待疗法:适当延长孕周,用于妊娠28～35周无感染患者。①绝对卧床:取左侧卧位,抬高臀部,防止脐带脱垂造成胎儿宫内窘迫。②应用宫缩抑制剂:常选用硫酸镁、利托君、沙丁胺醇等药物。③密切观察:观察产妇的体温、心率、宫缩、白细胞计数与胎心变化。④促胎肺成熟:妊娠<34周,1周内有可能分娩的孕妇,应用地塞米松6 mg肌内注射,1次/12小时,共4次。妊娠32周后选用单疗程治疗。⑤预防感染:保持外阴清洁,避免不必要的肛诊与阴道检查;破膜时间超过12小时以上者,应预防性使用抗生素。⑥脐带脱垂:若宫口开全,先露已达坐骨棘下,应立即协助接产;若宫口未开全,应立即让产妇取头低臀高位,做好剖宫产及抢救新生儿的准备。

(2)终止妊娠:孕35周,胎先露已衔接,胎肺成熟者,如未临产,无感染征象,待其自然分娩;若破膜超过72小时未临产,且宫颈成熟,应引产。如有胎位异常、头盆不称、胎儿窘迫等情况,行剖宫产结束分娩。

3.心理护理

多陪伴产妇,鼓励产妇说出心中的感受和焦虑,及时解答疑问,给予精神安慰,以减轻产妇紧张、恐惧心理,告知产妇及家属在分娩中可能发生的问题、处理措施和注意事项,取得他们的理解和配合。

第四节　异常分娩的护理

一、产力异常

(一)定义

产力是分娩的动力,是将胎儿及其附属物经过产道排出体外的力量,它包括子宫收缩力、腹肌及膈肌收缩力、肛提肌收缩力。子宫收缩力是临产后的主要产力,贯穿于分娩全过程,而腹肌及膈肌收缩力和肛提肌收缩力是临产后的辅助产力,协同子宫收缩,促进胎儿及其附属物娩出,仅在子宫颈口开全后起作用,特别是在第二产程末期的作用更大,第三产程中还可促使胎盘娩出。产力是决定分娩的重要因素之一。

无论何种原因致使子宫收缩丧失了节律性、对称性和极性,收缩强度或频率过强或过弱,称为子宫收缩力异常,简称产力异常。其临床表现较为复杂,尚缺乏一种简单、准确的测量方法和标准。根据子宫收缩的强度、协调性和宫内压力的高低等异常,产力异常分为子宫收缩乏力及子宫收缩过强两种,每种又分为协调性和不协调性。

(二)病因

子宫收缩功能取决于子宫肌源性、精神源性及激素调节体系中的同步化程度,三者之中任何一方异常均可直接导致产力异常。产力在产程进展过程中,具有可变性和不可预见性,故子宫收缩力可发生在产程的任何阶段,可与分娩的四大要素相互影响、共同存在,导致难产。

(三)临床表现

1.子宫收缩乏力

(1)症状:①协调性子宫收缩乏力一般无不适,宫缩时腹痛轻微,间隔时间长且不规律,持续时间短;②不协调性子宫收缩乏力时产妇自觉下腹部持续疼痛、腹胀、尿潴留、胎动异常。

(2)体征。①协调性子宫收缩乏力:节律性、对称性和极性正常,宫缩达极期时,子宫体不隆起和变硬,手指压宫底部肌壁可出现凹陷、宫缩<2次/10分钟、持续时间短。②不协调性子宫收缩乏力:节律不协调、极性倒置,子宫中、下段宫缩强于宫底部、宫缩间歇期子宫壁不能完全松弛,产妇烦躁不安、腹拒按、胎位不清、胎心不规律。

2.子宫收缩过强

(1)协调性子宫收缩过强指子宫收缩的节律性、对称性和极性均正常,仅子宫收缩过强、过频。若产道无阻力,胎位正常,宫颈口迅速开全,短时间内结束分娩,总产程<3小时。产妇往往有痛苦面容,大声叫喊。由于宫缩过强而易造成胎儿缺氧,胎,死宫内等情况。

(2)不协调性子宫收缩过强有两种表现。①强直性子宫收缩:即出现强直性痉挛性收缩,产妇烦躁不安,持续性腹痛,拒按。胎心音听不清,胎方位触不清,有时可在脐下或平脐处出现病理性缩复环,导尿时可发现血尿,这是子宫先兆破裂的征象。②子宫痉挛性狭窄环:产妇可表现为持续性腹痛,烦躁,宫颈扩张延缓,胎先露下降阻滞,胎心不规律。此环在子宫上、下交界处,阴道检查可触及狭窄环。胎体的某一狭窄部如胎颈、胎腰处常见,此环特点是不随宫缩上升。

(四)治疗

1.子宫收缩乏力

当出现宫缩乏力时首先应积极寻找原因,特别注意有无头盆不称以及严重的胎位异常,如能除外明显的头盆不称及严重胎位不正后才考虑加强宫缩;其次检查宫缩是否协调,不同类型及不同产程时限的宫缩乏力处理不一样,切忌盲目加强宫缩。若系不协调宫缩乏力应先予以镇静剂如哌替啶 100 mg 或地西泮 10 mg 静脉推注使产妇充分休息,宫缩转协调后才能使用其他方法加强宫缩。

2.子宫收缩过强

(1)协调性子宫收缩过强:以预防为主,临产后慎用缩宫药物及其他加强子宫收缩的方法。

(2)不协调性子宫收缩过强。①强直性子宫收缩:及时给予宫缩抑制药,根据产程进展;及胎儿情况选择合适的分娩方式。②子宫痉挛性狭窄环:查找原因,及时纠正,根据产程进展及胎儿情况选择合适的分娩方式。

(五)护理评估

1.子宫收缩乏力

(1)健康史:首先要评估产前检查的一般资料,了解产妇的身体发育状况、身高与骨盆测量值、胎儿大小与头盆关系等;同时还要注意既往病史,尤其是既往妊娠及分娩史。注意评估临产后产妇的精神状态、休息、进食及排泄情况;重点评估宫缩的节律性、对称性、极性、强度与频率以及宫口开大及先露下降情况,从而了解产程的进展;其次评估产妇的社会支持系统情况。

(2)身心状况:①协调性子宫收缩乏力者产程开始时,产妇无特殊不适,精神好,进食正常,休息好,表现为宫缩软弱无力,持续时间短,间歇时间长,先露下降及子宫颈口扩张慢。也有表现为临产开始宫缩正常,宫缩时宫体隆起变硬,有痛感。当产程进展到某一阶段时,产妇自觉子宫收缩转弱,产程进展缓慢。由于产程延长,产妇出现焦虑状态,休息差,进食少,甚至出现肠胀气,排尿困难等。产妇及家属对阴道分娩方式失去信心,通常要求手术分娩。②不协调性子宫收缩乏力者于临产后表现为持续性腹痛,烦躁不安,进食休息均差,产妇疲乏无力。此状态的待产妇在两次宫缩间歇期子宫壁也不完全放松,下腹部有压痛,胎位触不清,胎心不规律,严重时可出现产程停滞。产妇及家属显得焦虑、恐惧,担心母儿的安危,请求医护人员尽快帮助产妇解除痛苦,结束分娩。

（3）相关检查包括体格检查与产程观察、实验室检查、进行Bishop宫颈成熟度评分。

1）体格检查：测量产妇的血压脉搏、呼吸、心率，观察产妇神志、皮肤弹性等。

2）产程观察：①用手触摸孕妇腹部或用胎儿电子监护仪监测宫缩的节律性、强度及频率的变化情况。变化的特点如临床表现所述，重点在于区别是协调性还是不协调性的宫缩乏力。②根据产程曲线，了解产程进展情况，对产程延长者及时查找原因并进行处理。③多普勒胎心听诊仪监测可及时发现心率减慢、过快或心律不齐，协调性宫缩乏力者胎心出现变化较晚，不协调性宫缩乏力者胎心变化出现较早。

3）实验室检查：尿液检查可出现尿酮阳性；血液生化检查，可出现钾、钠、氯及钙等电解质的改变；二氧化碳结合力可降低。

4）进行 Bishop 宫颈成熟度评分：可以利用 Bishop 宫颈成熟度评分法，估计人工破膜加强宫缩的效果。该评分法满分 13 分。若产妇得分≤3 分，人工破膜失败，应该用其他方法；4～6 分的成功率约为 50%；7～9 分的成功率约为 80%；>9 分均成功。

2.子宫收缩过强

（1）健康史：认真阅读产前检查记录，包括骨盆测量值、胎儿情况及妊娠并发症等有关资料。经产妇需了解有无急产史。重点评估临产时间、宫缩频率、强度及胎心、胎动情况。

（2）身心状况：产妇临产后突感腹部宫缩阵痛难忍，子宫收缩过频、过强，无喘息之机，产程进展很快，产妇毫无思想准备，尤其周围无医护人员及家属的情况下，产妇有恐惧和极度无助感，担心胎儿与自身的安危。

（3）相关检查包括体格检查、产科检查。

1）体格检查：测量身高、体重、体温、脉搏、呼吸、血压及一般情况。

2）产科检查：发现待产妇宫缩持续时间长、宫缩时宫内压很高，宫体硬，间歇时间短，触诊胎方位不清。如产道无梗阻，则产程进展快,胎头下降迅速。如遇产道梗阻,可在腹部见到一环状凹陷即病理性缩复环,此时子宫下段很薄,压痛明显,膀胱充盈或有血尿等先兆子宫破裂的征象。

(六)护理诊断

1.子宫收缩乏力

(1)疼痛:与子宫收缩不协调,子宫肌纤维间歇期不能完全放松有关。

(2)疲乏:与产程延长,水、电解质平衡紊乱,孕妇体力消耗有关。

(3)有体液不足的危险:与产程延长进食少致脱水有关。

(4)焦虑:与知识经验缺乏,产程进展异常,担心母儿健康有关。

2.子宫收缩过强

(1)疼痛:与过频过强子宫收缩有关。

(2)焦虑:与知识经验缺乏,产程进展异常,担心母儿健康有关。

(七)护理措施

1.子宫收缩乏力

(1)休息:指导产妇安静休息,消除精神紧张,保存体力;鼓励产妇深呼吸,可背部按摩,使用产时按摩球,必要时遵医嘱缓慢静脉注射地西泮 10 mg 或肌内注射哌替啶 100 mg。

(2)饮食:鼓励产妇多进易消化、高热量食物,补充营养、水分、电解质,摄入量不足者应静脉补充液体和能量。伴酸中毒时应补充 5%碳酸氢钠。

(3)专科护理:协调性子宫收缩乏力排除头盆不称与胎位异常,能经阴道分娩者,加强宫缩。

1)改善全身情况:缓解紧张,关心安慰产妇,指导多休息,鼓励多进食,注意补充营养与水分,必要时静脉补充营养,补充电解质及注意纠正酸中毒;过度疲劳或烦躁不安者,静脉推注地西泮,常用剂量为 10 mg,间隔 4～6 小时可重复使用,与缩宫素联合应用效果更好,地西泮还能起到松弛宫颈平滑肌、软化宫颈、促进宫口扩张的作用。

2)排空膀胱:排尿困难者给予诱导排尿或导尿。

3)人工破膜:宫口扩张 3 cm 或 3 cm 以上,无头盆不称、胎头已衔接者,可行人工破膜,使胎先露部紧贴子宫下段及宫颈内口,反射性加强子宫收缩。

4)前列腺素的应用:地诺前列酮有促进子宫收缩的作用,给药途径为局部用药(放置于阴道后穹隆)。

5)缩宫素静脉滴注:适用于协调性宫缩乏力,宫口扩张 3 cm、胎心良好,胎位正常且头盆相称者。①使用方法:先用 5%葡萄糖液 500 mL 静脉滴注,滴速调节为 4~5 滴/分,然后加入缩宫素 2.5 U 摇匀,根据宫缩强弱进行调整滴速,通常不超过 40 滴/分,维持宫缩间歇时间 2~3 分钟,持续时间 40~60 秒。对于宫缩仍弱者,应考虑酌情增加缩宫素剂量。②注意事项:使用缩宫素时,必须有专人守护,严密观察,注意观察产程进展,监测宫缩,听胎心率及测量血压。若出现 10 分钟内宫缩超过 5 次,宫缩持续 1 分钟以上,或胎心率有变化,应立即停止滴注。如有血压升高,应减慢滴速。胎儿前肩娩出前禁止肌内注射缩宫素。

(4)心理护理:临产后允许家属陪伴,给予心理上的支持。护士应多关心、安慰产妇,给予理解和安慰,鼓励产妇及家属表达出他们的担心和不适,使其能理解并能配合医护工作,安全度过分娩期。

2.子宫收缩过强

(1)指导产妇左侧卧位休息,少活动;临产后嘱产妇做深呼吸运动。进食高热量、易消化饮食,补充水分及电解质。

(2)急产的护理:①有急产史的孕妇提前 2 周住院待产,以防院外分娩。经常巡视,临产征兆出现后产妇应取左侧卧位休息,不宜灌肠。如有便意,应先查子宫口大小及胎先露的下降情况,以防分娩意外。鼓励产妇深呼吸、背部按摩以缓解疼痛,嘱其不要向下屏气,以减缓分娩过程。②密切监测子宫收缩、胎心率,观察子宫口扩张、胎先露下降情况,发现异常及时通知医师。③提早做好接生及抢救新生儿窒息的准备。准备吸痰管、氧气、人工呼吸机、电动吸引器及急救药品。分娩时尽可能做会阴侧切术,以防止会阴撕裂。若子宫颈、阴道及会阴有撕裂伤,及时配合医师缝合;新生儿按医嘱给予维生素 K_1 10 mg,肌内注射,以预防颅内出血。必要时给予抗生素预防感染。

(3)不协调性子宫收缩过强的护理。①强直性子宫收缩:按医嘱给予硫酸镁抑制子宫收缩;产道梗阻时,做好剖宫产术与新生儿抢救准备。②子宫痉挛性狭窄环:立即停止阴道内操作,停用缩宫素,遵医嘱给予哌替啶、硫酸镁等药物治疗;若子宫痉挛性狭窄环不能松解、子宫口未开全、出现胎儿窘迫等,立即做好剖宫产术及抢救新生儿窒息的准备,并配合医师工作。

(4)心理护理:与产妇交谈,分散其注意力,向其说明产程进展及胎儿情况,以减轻产妇焦虑与紧张,增加自信。鼓劲产妇积极与医护人员配合。

二、产道异常

(一)定义

产道异常包括骨产道(骨盆)及软产道(子宫下段、宫颈、阴道)异常,临床上以骨产道异常多见。骨产道异常包括骨盆形态异常及径线过短。骨盆形态异常及径线过短使骨盆腔容积小于胎先露部能够通过的限度,称为骨盆狭窄。

(二)病因

骨盆的大小与形态是造成难产的首要因素,是导致头盆不称及胎位异常最常见的原因。软产道异常可由先天发育异常及后天因素引起。

(三)临床表现

1.骨盆异常及临床特点

(1)骨盆入口平面狭窄,临产后衔接受阻不能入盆,即跨耻征阳性,表现为继发性宫缩乏力,潜伏期和活跃早期延长,跨耻征阳性者强行阴道分娩可致子宫破裂。

(2)中骨盆及骨盆出口平面狭窄,常见于漏斗骨盆,胎头进入骨盆,入口平面下降至中骨盆平面后,胎头俯屈和内旋转受阻,呈现持续性枕后位、枕横位,产程进入活跃晚期及第二产程后进展延缓,甚至停滞。

2.软产道异常及临床特点

(1)阴道异常,常见阴道纵隔、横隔。于分娩时容易发生阴道裂伤、血肿等。

(2)宫颈异常,宫颈外口粘连、水肿、坚韧、瘢痕等可造成宫颈性难产,影响胎头下降,宫口扩张,产程延长甚至衰竭。

(四)治疗

1.骨产道异常

临床上遇到的骨产道异常多为骨盆轻度狭窄。应对整个骨盆的大小和形态作全面衡量。

(1)骨盆入口平面狭窄的处理:①骶耻外径 16.5～17.5 cm、骨盆入口前后径 8.5～9.5 cm、胎头跨耻征可疑阳性,属相对性骨盆入口狭窄。若产妇一般状况和产力良好,足月胎儿体重<3 000 g,胎位、胎心正常时,应给予阴道试产机会。当破膜后宫颈扩张≥6 cm 后,试产时间以 4～6 小时为宜。产程仍无进展或出现胎儿窘迫征象,应及时行剖宫产术。②骶耻外径≤16.0 cm,骨盆入口前后径≤8.0 cm,胎头跨耻征阳性,属绝对骨盆入口狭窄,足月活胎应行剖宫产术。

(2)中骨盆平面狭窄的处理:在分娩过程中,胎头在中骨盆平面完成俯屈及内旋转动作,中骨盆狭窄将影响胎头在骨盆腔的内旋转,因而是形成持续性枕横位或枕后位的主要原因。此时,胎头不能很好地俯屈以致通过骨盆的径线增大。如宫颈开全初产妇已 2 小时,经产妇已 1 小时以上,可徒手将胎头转成枕前位,以缩短胎头通过骨盆的径线,同时加强产力,以利于自然分娩,但多数需用产钳或胎头吸引器助产。如产程无明显进展,胎头双顶径仍然停留在坐骨棘水平以上,或出现胎儿窘迫时,即应行剖宫产术。

(3)骨盆出口平面狭窄的处理:骨盆出口是骨产道的最低部位,如怀疑有出口狭窄,应于临产前对胎儿大小、头盆关系,仔细地作出估计,决定能否经阴道分娩。当出口横径狭窄时,耻骨弓下三角空隙不能利用,先露可向后移,利用后三角空隙娩出。临床上常用出口横径与后矢状径之和来估计出口大小。如两者之和大于 15 cm 时,多数胎儿可经阴道分娩;两者之和<15 cm 时,足月胎儿一般不能经阴道娩出,应行剖宫产术。

2.软产道异常

(1)外阴异常。①会阴坚韧:分娩时应做预防性会阴侧切。②外阴水肿:临床前局部应用50%硫酸镁热敷,一日多次,临床后仍有明显水肿者,消毒后用针进行多点穿刺皮肤放液。分娩时可行会阴侧切,产后预防感染。③外阴感染或有瘢痕:行剖宫产术。

(2)阴道异常。①阴道闭锁:闭锁位置较低,可做单侧或双侧预防性会阴侧切;位置较高,以剖宫产术为宜。②先天性阴道隔:根据来源不用可分为阴道纵隔和阴道横隔 2 种,应根据具体情况选择合理术式。

(3)子宫颈异常:原因包括宫颈坚韧、宫颈瘢痕、宫颈水肿、宫颈癌,一般行剖宫产术。

(五)护理评估

1.健康史

仔细阅读产妇产前检查的有关资料,尤其是骨盆各径线测量值及妇科检查记录、曾经处理情况及身体反应。重点了解既往分娩史、内外科疾病史,如佝偻病脊柱和关节结核及外伤史等。

2.身心状况

评估本次妊娠经过及身体反应,了解产妇情绪,妊娠早、中、晚期的经过,是否有病理妊娠问题与妊娠并发症的发生,以及产妇的心理状态及社会支持系统等情况。

3.相关检查

(1)一般检查:观察产妇的体型、步态有无跛足,有无脊柱及髋关节畸形,米氏菱形窝是否对称,有无悬垂腹等体征。身高小于

145 cm者,应警惕均小骨盆。

(2)腹部检查:①测量子宫底高度和腹围,估计胎儿大小。②胎位检查:四步触诊判断胎位是否正常。③胎头跨耻征检查:该检查目的在于判断头盆是否相称。产妇体位:排尿后仰卧,两腿伸直。检查者将手放于耻骨联合上方,将浮动的胎头向骨盆方向推压,若胎头低于耻骨联合平面表示胎头可以入盆,头盆相称,称为跨耻征阴性;若胎头与耻骨联合在同一平面,表示可疑,为跨耻征可疑阳性;若胎头高于耻骨联合平面,则表示头盆明显不称,为跨耻征阳性。此项检查在初产妇预产期前2周或经产妇临产后胎头尚未入盆时有一定的临床意义。

(3)骨盆测量:包括骨盆外侧测量和内侧测量。

(4)B型超声检查:观察胎先露与骨盆的关系,测量胎头双顶径胸径、腹径、股骨长度,预测胎儿体重,判断能否顺利通过骨产道。

(六)护理诊断

1.子宫破裂

子宫破裂与头盆不称未及时发现、及时处理有关。

2.产程异常

产程异常与宫缩乏力、精神紧张、进食休息不好等有关。

3.软产道损伤

软产道损伤与胎头压迫第二产程延长、阴道粗暴操作、阴道助产。

4.产后出血

产后出血与上述原因及宫缩乏力、凝血机制障碍。

5.潜在并发症

新生儿产伤等。

(七)护理措施

因临床上以骨产道异常多见,故本部分主要叙述骨产道异常的护理措施。

1.一般护理

在分娩过程中,产妇应该注意休息,保证营养及水分的摄入,必要时补液。

2.专科护理

明确狭窄骨盆类别和程度,了解胎位、胎儿大小、胎心、宫缩强弱、宫口扩张程度、破膜与否,结合年龄、产次、既往分娩史进行综合判断,决定分娩方式。

(1)骨盆入口平面狭窄:明显头盆不称、胎儿体质量>3 000 g、胎位异常、高龄初产妇、妊娠期高血压疾病、子痫前期、有难产史且无存活子女者,宜选择剖宫产。轻度头盆不称(相对性骨盆狭窄)、胎头跨耻征可疑阳性,足月活胎体质量<3 000 g,胎心率和产力正常,可在严密监护下进行试产。试产时,应密切观察宫缩、胎心音及胎头下降情况,并注意产妇的营养和休息。如宫口渐开大,胎头渐降入盆,即为试产成功,多能自产,必要时可用胎头吸引术或产钳助产。若宫缩良好,经 2~4 小时,胎头仍不下降、宫口扩张迟缓或停止扩张者,表明试产失败,应及时行剖宫产术结束分娩。若试产时出现子宫破裂先兆或胎心音有改变,应立即施行剖宫产术。并发宫缩乏力、胎膜早破及持续性枕后位者,也应行剖宫产术为宜。

(2)中骨盆及骨盆出口平面狭窄:明显头盆不称者(绝对性骨盆狭窄)应用剖宫产结束分娩。中骨盆狭窄者,若宫口已开全,胎头双顶径下降至坐骨棘水平以下时,可采用手法或胎头吸引器将胎头位置转正,再行胎头吸引术或产钳术助产;若胎头双顶径阻滞在坐骨棘水平以上,应行剖宫产术。出口是骨产道最低部位,出口狭窄多伴有中骨盆狭窄,应做好剖宫产准备。

(3)骨盆 3 个平面狭窄:若估计胎儿不大、头盆相称、宫缩好可以试产。若胎儿较大,有明显头盆不称,胎儿不能通过产道,应尽早行剖宫产术。

(4)畸形骨盆:根据畸形骨盆种类、狭窄程度、胎儿大小、产力等情况具体分析,若畸形严重,明显头盆不称,应及时行剖宫产术。

3.预防并发症

严密观察宫缩、胎心、羊水及产程进展情况,若发现胎儿窘迫征象,及时给予吸氧,嘱左侧卧位,通知医师并配合处理。预防胎膜早破、脐带脱垂和子宫破裂。

4.心理护理

应安慰产妇,使其调整精神状态,向产妇及家属讲明产道异常对母儿的影响,及时反馈产程进展情况,增强信心,缓解其紧张、焦虑的情绪。解除孕妇及家属的思想顾虑,使其积极配合治疗及护理。

三、胎位异常

(一)定义

胎位异常包括横位、臀先露及头先露胎头位置异常,其中头先露胎头位置异常包括持续性枕横位及枕后位、胎头高直位、枕横位中的前不均倾位、面位、额位等。分娩时正常胎位占90%,而异常胎位约占10%。头先露胎头位置异常发生率为6%～7%、臀先露约3%。近来,由于臀先露外倒转术已少做,因之臀先露发生率有上升趋势,横位及复合先露少见。

头先露时胎头不以枕前位俯屈通过产道而分娩者称为胎头位置异常。若胎头衔接异常,则为胎头高直位;若内旋转受阻,则发生持续性枕横位或枕后位;若胎头姿势异常如胎头仰伸,则成前顶先露、额先露或面先露;若胎头侧屈,则为不均倾位。以上胎头位置异常均可能使胎头下降受阻,宫颈扩张延缓或停滞,产程延长,母儿损伤、产后出血及感染的危险均显著增加。胎头位置异常还是导致发生胎膜早破、潜伏期延长、活跃期异常及第二产程延长的重要原因之一。

(二)病因

造成胎位异常的原因有子宫发育不良、子宫畸形、骨盆狭小、盆腔肿瘤、胎儿畸形、羊水过多等。

(三)临床表现

1.持续性枕后位、枕横位

临床上多见,尤其枕骨持续位于骨盆后方,压迫直肠,产妇自觉肛门坠胀及排便感,因过早使用腹压,使产妇疲劳,宫颈前唇水肿,胎头水肿,影响产程进展,导致第二产程延长。

2.胎头高直位

胎头高直位主要表现为胎头的衔接和下降均有困难,影响宫颈扩张,导致产程延长。孕妇腹部完全被胎背所占据,触不到胎儿肢体。

3.前不均倾位

前不均倾位易发生胎膜早破。胎头不易衔接,产程延长,子宫收缩乏力,导致尿潴留。前不均倾位时胎头前顶骨紧紧嵌顿于耻骨联合后方压迫宫颈,使血液和淋巴液回流受阻,导致宫颈受压迫以下的软组织水肿。

4.面先露

胎头不易入盆,常有第一产程延长。

5.臀先露

孕妇常感肋下有圆而硬的胎头,宫底部可触到。若未衔接,耻骨联合上方可触到胎臀,胎心在脐上方听得清楚。

6.肩先露

子宫轮廓呈横椭圆形,横径较正常妊娠的要宽。宫底触摸不到胎头或胎臀,孕妇腹部一侧可触到胎头。

(四)治疗

1.枕后/横位

首先需排除中骨盆狭窄的可能,枕左(右)后位内旋转时向后旋转45°成正枕后位,经阴道分娩,常需产钳术。枕横位多需用手或胎头吸引器将胎头转成枕前位娩出。

2.高直前/后位

高直后位很难经阴道分娩,一经诊断,应行剖宫产术。高直前位时,可阴道试产,加强产力,同时指导产妇侧卧或半卧位,胎头枕部借重力及宫缩作用旋转、俯屈,促进胎头衔接、下降,而经阴道分娩。若试产失败或伴明显骨盆狭窄,应行剖宫产术分娩。

3.前不均倾位

一旦确诊,应尽快行剖宫产术结束分娩。若胎儿小、宫缩强、骨盆宽大,可给予短时间试产。

4.额先露

建议产妇取胎背对侧卧位,促进胎头俯屈转为枕先露。若未能转位且产程停滞,则行剖宫产术。

5.面先露

产程中,绝大多数的面先露可自然俯屈转为枕先露,但若确诊为面先露且胎儿无畸形,应该以选择性剖宫产结束分娩。颏前位时,如胎儿偏小,骨盆条件非常好,可尝试阴道试产,但并不提倡,分娩过程中可静脉滴注缩宫素加强产力、产钳术分娩,绝对禁止使用胎头吸引器。而颏后位不可能经阴道分娩,需行剖宫产术。

6.臀先露

臀位是最常见的胎位异常,近年来,全世界范围均倾向于臀位行剖宫产术分娩。一项国际多中心随机对照研究证实:对于单纯性足月臀位,选择性剖宫产组的围生儿死亡率和新生儿严重并发症发病率明显低于阴道分娩组。

(1)妊娠期:孕 30 周以后胸膝卧位、外转胎位以纠正胎位,应嘱孕妇注意胎动情况。

(2)分娩期:①除非急诊情况或胎儿不可活,原则上不进行阴道试产。产道异常、胎儿体重>3 500 g、双顶径>9.5 cm、胎头仰伸位、足先露、胎儿窘迫等,均应行剖宫产术。②一旦破膜,需立即听胎心,警惕脐带脱垂。如有脐带脱垂,立即行剖宫产术。③阴道分娩时,需堵臀使宫颈扩张充分,并行臀位助产术。胎儿脐带娩出到胎头娩出应<8 分钟。

7.肩先露

(1)妊娠期及时发现并纠正胎位。

(2)分娩期处理。①初产妇足月活胎:行剖宫产术,子宫切口应选纵形切口。②经产妇足月活胎:首选行剖宫产术。若胎膜已破、羊水未流尽、宫口开大 5 cm 以上,可在全身麻醉(全麻)下行内转胎位术,以臀先露分娩。③双胎妊娠足月活胎:第一胎儿娩出后未及时固定第二胎儿变成肩先露,立即行内转胎位术,以臀先露分娩。

④伴先兆子宫破裂或子宫破裂：不论胎儿死活，均应行剖宫产术。

⑤胎儿已死、无先兆子宫破裂：全麻下行断头术或除脏术。

8.复合先露

合并胎手复合先露，一般不影响分娩。如先露的胎手、胎足无法回纳，阻碍产程，则需行剖宫产术。

(五)护理评估

1.健康史

仔细阅读产前检查的资料，如身高、骨盆测量值、胎方位、估计胎儿大小羊水量、有无前置胎盘及盆腔肿瘤等。询问既往分娩史，注意有无头盆不称、糖尿病史。了解是否有分娩巨大儿、畸形儿等家族史。评估待产过程中产程进展、胎头下降等情况。

2.身心状况

胎位异常可导致产程延长、继发宫缩乏力，或出现胎膜早破、脐带先露或脐带脱垂的危险，导致胎心不规则，甚至窒息死亡。产妇因产程时间过长，极度疲乏失去信心而产生急躁情绪，同时也十分担心自身及胎儿的安危。

3.相关检查

(1)腹部检查：持续性枕后位、臀位时胎体纵轴与母体纵轴一致，子宫呈纵椭圆形。如在宫底部触及胎臀，胎背偏向母体后方或侧方，前腹壁触及胎体，胎心在脐下偏外侧处听得最清楚时，一般为枕后位。如在宫底部触到圆而硬、按压时有浮球感的胎头，在耻骨联合上方触及软而宽、不规则的胎臀，胎心在脐上左(右)侧听得最清楚时，为臀位。

(2)肛门检查或阴道检查：当宫颈口部分开大或开全时，行肛查或阴道检查如感到盆腔后部空虚，胎头矢状缝在骨盆斜径上，前囟在骨盆的右(左)前方，后囟在骨盆的右(左)后方，提示为持续性枕后位；若触及软而宽且不规则的胎臀胎足或生殖器等可确定为臀位；若感胎头很大，颅缝宽、囟门大且紧张，颅骨骨质薄而软，如乒乓球的感觉，则考虑脑积水。无论肛查或阴道检查，次数不宜过多，肛查一般少于10次，阴道检查应严格控制，检查前须严格消毒，防止感染。

（3）B型超声检查：于产前检查则可估计头盆是否相称，探测胎头的位置、大小及形态，作出胎位及胎儿发育异常的诊断。

（4）实验室检查：可疑为巨大儿的孕妇，产前应做血糖、尿糖检查，孕晚期抽羊水做胎儿肺成熟度检查（LS）、胎盘功能检查。疑为脑积水合并脊柱裂者，妊娠期可查孕妇血清或羊水中的甲胎蛋白水平。

（六）护理诊断

1.焦虑

焦虑与担心分娩困难、胎儿安全及害怕手术有关。

2.有感染的危险

感染与产程延长、胎膜早破及手术产有关。

3.潜在合并症

胎儿受损、子宫破裂。

（七）护理措施

1.持续性枕后位、枕横位

（1）一般护理：在潜伏期保证产妇有充分的营养与休息。若有情绪紧张、睡眠不好，给予哌替啶或地西泮。鼓励产妇每2小时排空膀胱1次，减少膀胱充盈阻碍胎头下降。背部按摩或取侧卧位，可减轻腰骶部疼痛。

（2）专科护理。①心理护理：向产妇及家属详细解释异常分娩的原因及处理措施，使产妇知道手术助产或剖宫产的必要性，分娩过程中全程陪伴分娩，关心、体贴产妇，缓解其焦虑和紧张心理，以取得配合。②治疗护理：持续性枕后位、枕横位在骨盆无异常，胎儿不大时，可以试产。试产时应严密观察产程，注意胎头下降，宫口扩张程度，宫缩强弱及胎心有无改变。

1）第一产程：保持产妇充沛的精力，大多数枕后位可转成枕前位。指导产妇卧向胎背的对侧，可以促进胎方位旋转，也可减轻背部压痛。宫口开大3～4 cm，产程停滞（排除头盆不称）可行人工破膜；若产力欠佳，静脉滴注缩宫素。在试产过程中，若产程无明显进展,胎头较高或出现胎儿窘迫征象,应考虑剖宫产结束分娩。

2)第二产程:若第二产程进展缓慢,初产妇已近 2 小时,经产妇已近 1 小时,应行阴道检查。当胎头双顶径已达坐骨棘平面或更低时,可徒手将胎头枕部转向前方;若转成枕前位有困难,也可向后转成正枕后位,再以产钳助产。若以枕后位娩出,需做较大的会阴后斜切开。若胎头位置较高,疑有头盆不称,则需行剖宫产结束分娩。

3)第三产程:因产程延长,容易导致产后宫缩乏力,故胎儿娩出后应立即静脉滴注或肌内注射子宫收缩剂,以防产后出血。有软产道裂伤者,应及时修补。新生儿应重点监护,按手术产新生儿护理。凡行手术助产及有软产道损伤者,产后应给予抗生素预防感染。

2.臀先露

(1)一般护理:临产过程中,让产妇充分休息,保持良好的心情,鼓励产妇进食、进水,必要时经静脉补充液体,维持水、电解质平衡,保持良好的营养状态。

(2)专科护理措施。

1)妊娠期:妊娠 30 周前,臀先露多能自行转为头先露,可不予处理。若妊娠 30 周后仍为臀先露,应设法矫正。常用的矫正方法有以下几种。①胸膝卧位:胸膝卧位主要是借助胎儿重心改变,使胎臀离开骨盆腔,有助于自然转正。让孕妇排空膀胱,松解裤带,取胸膝卧位,每日 2 次,每次 15～20 分钟,连续做 1 周后复查。②激光照射或艾灸至阴穴:激光照射至阴穴,左右两侧各照射 10 分钟,每天 1 次,7 天为 1 个疗程,有良好效果。也可用艾条灸至阴穴,每天 1 次,每次 15～20 分钟,5 天为 1 个疗程。③外转胎位术:应用上述矫正方法无效、腹壁较松、子宫壁不太敏感者,可于妊娠 32～34 周试行外转胎位术,将臀位转为头位。操作时切勿用力过猛,不宜勉强进行,以免造成胎盘早剥。操作前后均应仔细听胎心音。

　　2)分娩期:应根据产妇的年龄、胎产次、骨盆类型、胎儿大小、胎儿是否存活、臀先露类型以及有无合并症,于临产前作出正确判断,决定分娩方式。①择期剖宫产的指征:狭窄骨盆、软产道异常、估计胎儿体质量>3 500 g、胎儿窘迫、脐带脱垂、高龄初产妇、有难产史、不完全臀先露等,应行剖宫产术结束分娩。②决定经阴道分娩。a.第一产程:嘱产妇侧卧,不宜站立走动,少做肛查,禁止灌肠,尽量避免胎膜破裂。一旦破膜,应立即听胎心,协助产妇抬高臀部,预防脐带脱垂。若无脐带脱垂,可严密观察胎心及产程进展。当宫口开大,胎臀或胎足出现于阴道口时,消毒外阴,用消毒巾盖住,于宫缩时用手掌"堵"住阴道口,目的是使产道充分扩张。b.第二产程:采用臀位助产术,当胎臀自然娩出至脐部后,胎肩及后娩胎头由接产者按分娩机制协助娩出。脐部娩出后,一般应在2～3分钟娩出胎头,最长不能超过8分钟。c.第三产程:预防产后出血和感染。

　　(3)心理护理:向产妇及家属详细解释臀先露分娩时对母儿的影响,并让其明确矫正臀先露的方法及必要性。分娩过程中全程陪伴分娩,关心、体贴产妇,缓解其焦虑和紧张心理,以取得产妇及家属的配合。

　　3.肩先露

　　(1)一般护理:妊娠期发现肩先露应及时脚矫正。可采用胸膝卧位,激光照射(或艾灸)至阴穴。上述矫正方法无效,应试行外转胎位术转成头先露,并包扎腹部以固定胎头。若行外转胎位术失败,应提前住院决定分娩方式。

　　(2)专科护理:①临产后,胎膜未破或破膜不久,胎儿存活者,立即行剖宫产术。②胎儿已死亡,无子宫破裂征象,宫口开全后,在麻醉下行毁胎术娩出。③若出现先兆子宫破裂或子宫已破裂无论胎儿存活与否,均应行剖宫产术。④向产妇及家属做好解释工作,积极配合治疗。⑤仔细检查新生儿体表有无异常及肢体活动度,做好新生儿护理。⑥陪伴在产妇身旁,给予安慰、关心,以增加安全。

第五节　分娩期并发症的护理

一、产后出血

(一)定义

产后出血是指胎儿娩出 24 小时内阴道分娩失血量超过 500 mL，剖宫产超过 1 000 mL。产后出血是分娩期严重的并发症，可导致失血性休克、产褥感染、肾衰竭及继发垂体前叶功能减退等并发症，直接危及产妇生命安全。

(二)病因

产后出血最常见的原因为子宫收缩乏力，其次为胎盘因素、软产道裂伤及凝血功能障碍。这些因素可互为因果，相互影响。

(三)临床表现

产后出血主要表现为阴道流血或伴有失血过多引起的并发症如休克、贫血等。

1.阴道流血

不同原因的产后出血临床表现不同。胎儿娩出后立即出现阴道流血，色鲜红，应先考虑软产道裂伤；胎儿娩出几分钟后开始流血，色较暗，应考虑为胎盘因素；胎盘娩出后出现流血，其主要原因为子宫收缩乏力或胎盘、胎膜残留。若阴道流血呈持续性，且血液不凝，应考虑凝血功能障碍引起的产后出血。如果子宫动脉阴道支断裂可形成阴道血肿，产后阴道流血虽不多，但产妇有严重失血的症状和体征，尤其是产妇诉说会阴部疼痛时，应考虑为隐匿性软产道损伤。

2.休克

如果阴道流血量多或量虽少、但时间长，产妇可出现休克症状，如头晕、脸色苍白、脉搏细数、血压下降等。

(四)治疗

产后出血的处理原则为针对原因，迅速止血，补充血容量，纠正休克及防治感染。若子宫收缩乏力导致,加强宫缩时最迅速有效的止血方法。若为胎盘因素导致,应根据情况剥离胎盘。若为软产道裂伤所致,一方面应彻底止血,另一方面按解剖层次缝合。若为产妇凝血功能障碍所致,应积极输新鲜全血、血小板、纤维蛋白原或凝血酶原复合物、凝血因子等。在治疗过程中应重视以下几个方面:早期诊断和动态监测;积极治疗原发病;补充凝血因子,包括输注新鲜冰冻血浆、凝血酶原复合物、纤维蛋白原、冷沉淀、单采血小板、红细胞等血制品来解决;改善微循环和抗凝治疗;重要脏器功能的维持和保护。

在治疗产后出血,补充血容量,纠正失血性休克,甚至抢救弥散性血管内凝血患者方面,目前仍推广采用传统早期大量液体复苏疗法。即失血后立即开放静脉,最好有两条开放的静脉通道,快速输入复方乳酸林格液或林格溶液加 5% 碳酸氢钠溶液 45 mL 混合液,输液量应为出血量的 2～3 倍。

(五)护理评估

1.健康史

护士除收集一般健康史外,尤其要注意收集与产后出血有关的健康史,如孕前患有出血性疾病、重症肝炎、子宫肌壁损伤史;多次人工流产史及产后出血史;妊娠期高血压疾病、前置胎盘、胎盘早剥、多胎妊娠羊水过多;分娩期产妇精神过度紧张,过多使用镇静剂、麻醉剂;产程过长,产妇衰竭或急产以及软产道裂伤等。

2.身心状况

评估产后出血量,同时评估由于产后出血所导致症状和体征的严重程度。一般情况下,出血的开始阶段产妇有代偿功能,失血体征不明显,一旦出现失代偿状况则很快进入休克,同时易于发生感染。当产妇全身状况较差或合并有内科疾病时,即使出血量不多,也可能发生休克。一旦发生产后出血情况,产妇会表现出异常惊慌恐惧、手足无措担心自己的生命安危,把全部希望寄托于医护人员,但由于出血过多与精神过度紧张,有些产妇很快进入休克昏迷状态。

3.相关检查

(1)评估产后出血量:注意观察阴道出血是否凝固,同时评估出血量。目前临床上测量出血量常用的方法有 3 种。①称重法:失血量(mL)=[胎儿娩出后所有敷料湿重(g)－胎儿娩出前所有敷料干重(g)]/1.05(血液比重 g/mL)。②容积法:常用有刻度的器皿收集阴道出血,可简单准确的了解出血量。③面积法:将血液浸湿的面积按 10 cm×10 cm 为 10 mL 计算。另外,目测失血量往往只有实际出血量的一半。

(2)测量生命体征与中心静脉压:观察血压下降情况,若改变体位时收缩压下降>10 mmHg,脉压增加>20 次/分,提示血容量丢失 20%～25%;呼吸短促,脉细数,体温开始低于正常随后也可增高,通过观察体温变化情况以识别感染征象。中心静脉压测定结果若低于 2 cmH$_2$O 提示右心房充盈压力不足,静脉回流不足及血容量不足。

(3)实验室检查:检查产妇的血常规,出、凝血时间,凝血酶原时间及纤维蛋白原测定等结果。

(六)护理诊断

1.潜在并发症

失血性休克。

2.有感染的风险

感染与失血过多,抵抗力低下有关。

3.恐惧

恐惧与阴道大出血有关。

4.疲乏

疲乏与失血性贫血、产后体质衰弱有关。

(七)护理措施

1.一般护理

密切监测产妇生命体征、面色、神志的变化,重视产妇的自觉症状。建立双管静脉通道,及时补充平衡液和血制品。及时排空膀胱,同时注意给产妇保暖。

2.专科护理

(1)预防产后出血。

1)产前检查:对有产后出血危险的孕妇,要加强产前检查。

2)正确处理产程。①第一产程:重视孕妇休息及饮食,防止疲劳和产程延长;合理使用缩宫素和镇静药;对高危孕妇,活跃期后期建立静脉通路,做好输液输血准备。②第二产程:正确掌握会阴切开时机,认真保护会阴;阴道手术规范、轻柔,正确指导使用腹压,避免胎儿娩出过快;胎肩娩出后立即肌内注射或静脉滴注缩宫素。③第三产程:严格掌握胎盘剥离征象,若阴道出血量多应查明原因及时处理;胎盘娩出后仔细检查胎盘、胎膜,并认真检查软产道有无裂伤和血肿。

3)加强产后观察:①准确记录产后出血量。②产后 2 小时,严密观察子宫收缩及阴道出血情况;每 15～30 分钟按摩 1 次子宫,注意观察阴道出血是否有凝块。③重视产妇主诉,如口渴、会阴、肛门坠胀疼痛等。④观察产妇面色及情绪状态、意识反应;密切观察产妇生命体征变化。⑤保持静脉输液通畅,随时做好抢救准备。⑥鼓励产妇多饮水,及时排空膀胱。⑦尽早进行母婴皮肤接触、早吸吮。

(2)针对病因进行处理。

1)子宫收缩乏力:①按摩子宫。②遵医嘱正确应用缩宫素。③宫腔纱条填塞止血。

2)胎盘因素引起的出血:①膀胱充盈者导尿。②胎盘滞留给予缩宫素。③胎盘嵌顿,遵医嘱给解痉药。④胎盘粘连:应配合医师行徒手剥离胎盘术。⑤胎盘和胎膜残留:行钳刮术或刮宫术。⑥胎盘植入:切忌强行剥离,可行子宫切除术。

3)软产道裂伤引起的出血:软产道裂伤应及时准确修复缝合;软产道血肿应切开血肿,清除血块,缝合止血,注意补充血容量。

4)凝血功能障碍:凝血功能障碍应去除病因,遵医嘱输新鲜血,补充血小板、凝血因子等。

5)出血性休克:①遵医嘱输血、输液。②提供安静环境,保持平卧、吸氧、保暖。③严密观察并详细记录患者的意识状态、皮肤颜色、血压、脉搏、呼吸及尿量。④密切观察子宫收缩情况,有无压痛,恶露量、颜色、气味。⑤观察会阴伤口情况并进行会阴护理。⑥遵医嘱给予抗生素。

(3)预防感染:①严格执行无菌技术操作规程。②保持室内空气清新,指导产妇进食高蛋白、富含维生素饮食。③观察恶露的量、颜色、气味、持续时间及会阴伤口情况,保持会阴清洁。④观察体温变化,如出现异常,及时报告医师。

(4)心理护理:陪伴在产妇身旁,给予安慰、关心,以增加安全感。

二、子宫破裂

(一)定义

子宫体或下段于妊娠期或分娩期发生裂伤,称为子宫破裂。根据破裂的程度可分为完全破裂与不完全破裂;根据发生时间可分为妊娠期破裂和分娩期破裂;按照原因可分为自发性破裂和损伤性破裂。子宫破裂是妊娠期和分娩期极其严重的并发症之一,直接威胁母儿生命安全。

(二)病因

子宫破裂的原因主要有瘢痕子宫(包括剖宫产术后和其他子宫手术后)、梗阻性难产、宫缩剂应用不当和助产手术损伤等。

(三)临床表现

1.症状

(1)先兆子宫破裂:产妇自诉下腹疼痛难忍,烦躁不安、呼叫。

(2)完全性子宫破裂:撕裂状剧烈腹痛后疼痛缓解,随即出现休克症状,全腹疼痛。

2.体征

(1)先兆子宫破裂:脉搏呼吸加快;下腹膨隆,压痛明显,可见病理性缩复环、血尿,胎心改变或听不清。

(2)完全性子宫破裂:子宫收缩消失,脉搏快而弱,呼吸急促,血压下降,全腹压痛、反跳痛,腹壁下清楚扪及胎体,子宫缩小位于胎儿侧方,胎心消失,阴道鲜血流出,拨露或下降的先露部消失,扩张的宫口回缩。

(四)治疗

一般治疗:开放静脉通道,吸氧、输液,做好输血的准备,大剂量广谱抗生素预防感染。

1.先兆子宫破裂

一旦诊断先兆子宫破裂,立即予以抑制宫缩药物输注,肌内注射或静脉输注镇静剂如盐酸哌替啶 100 mg 肌内注射,吸入麻醉或静脉全身麻醉,尽快行剖宫产术,抢救胎儿生命。

2.子宫破裂

确诊子宫破裂,无论胎儿存活与否都应当在积极抗休克治疗的同时急诊剖腹探查,尽量快找到出血位置,止血。新鲜、整齐、无感染的子宫破裂如果有生育要求可以行创面修补缝合。破口不规则或伴感染者考虑子宫次全切除术。如果子宫破裂口向下延伸至宫颈者建议子宫全切。术中发现有阔韧带巨大血肿时,要打开阔韧带,充分下推膀胱及游离输尿管后再钳夹切断组织。子宫破裂已发生失血性休克的患者尽量就地抢救,避免因搬运加重休克与出血。如果限于当地条件必须转院时,一定要同时大量输血、输液抗休克治疗,腹部加压包扎后,依就近原则转运至有救治能力的医疗机构。

(五)护理评估

1.健康史

主要收集与子宫破裂相关的既往史与现病史,如是否有子宫瘢痕、剖宫产史;此次妊娠胎位是否不正或头盆不称;是否有滥用缩宫素史;是否有阴道助产手术操作史等。

2.身心状况

主要评估产妇的临床表现及情绪变化。评估产妇宫缩强度、间歇时间长短,腹部疼痛程度、性质;产妇有无排尿困难,有无出现病理性缩复环;监测胎心及胎动情况,了解有无胎儿宫内窘迫表现;产妇的精神状态有无烦躁不安、疼痛难忍、恐惧、焦虑等;是否担心母儿健康,盼望尽早结束分娩等。

3.相关检查

(1)腹部检查:可以发现子宫破裂不同阶段相应的临床症状和体征。

(2)实验室检查:血常规检查可见血红蛋白值下降,白细胞计数增加。尿常规检查可见有红细胞或肉眼血尿。

(3)其他:腹腔穿刺可证实腹腔内出血;行超声波检查可协助发现子宫破裂的部位及胎儿与子宫关系,仅适用于可疑子宫破裂病例。

(六)护理诊断

1.组织灌流量改变

组织灌流量改变与子宫破裂后大出血有关。

2.疼痛

疼痛与强直性子宫收缩或子宫破裂后血液刺激腹膜有关。

3.预感性悲哀

预感性悲哀与子宫破裂后胎儿死亡有关。

(七)护理措施

1.一般护理

宣传孕期保健知识,加强产前检查,指导产妇定时排尿,防止膀胱充盈影响伤口愈合。保持外阴清洁,防止感染。

2.专科护理

(1)预防子宫破裂的护理。

1)加强产前检查,有高危因素者应提前2周入院。

2)加强产时管理:①严密观察产程进展,注意子宫形态变化,警惕先兆子宫破裂征象,及时通知医师处理。②严格掌握缩宫素引产适应证。

3)应用缩宫素引产时,应专人监护。

4)应用前列腺素制剂引产应慎重并严密监护。

5)正确掌握手术助产指征及操作规程,产后仔细检查宫颈及宫腔,及时修补损伤。

6)严格掌握剖宫产指征,加强术后切口护理。

(2)治疗子宫破裂的护理。

1)先兆子宫破裂的护理:①密切观察产程进展,及时发现难产诱因。②注意胎心率的变化,静脉滴注缩宫素引产时,应由专人监护,用输液泵准确控制滴速。③在待产时,出现宫缩过强及下腹部疼痛,或腹部出现病理性缩复环时,立即报告医师并停用缩宫素和一切操作,监测产妇生命体征,遵医嘱给予宫缩抑制剂、吸氧。④注意观察有无血尿及阴道出血。⑤注重产妇主诉,对腹痛难忍、烦躁不安及不合作者,应再次监测宫缩情况,发现异常及时报告医师处理。⑥做好输液、输血、急诊剖宫产及抢救母婴的准备工作。

2)子宫破裂的护理:①迅速输血、输液,短时间内补足血容量。②迅速做好剖腹探查准备。③保暖,面罩给氧。④建立危重护理记录,专人记录抢救及护理经过,严密观察生命体征及意识状态。⑤严格记录出入液量。⑥陪伴在产妇身边,给予安慰、关心,以增加安全感;适度解释各项护理措施的目的,以取得理解和配合。

3.心理护理

对产妇及其家属的心理反应表示理解,做好解释工作,争取其积极配合。为产妇及其家属提供舒适的环境,更多地陪伴产妇,鼓励产妇合理饮食,尽快恢复体力。

三、羊水栓塞

(一)定义

羊水栓塞是指羊水进入母体血液循环,引起的急性肺栓塞、休克、弥散性血管内凝血、肾衰竭甚至骤然死亡等一系列病理生理变化过程。以起病急骤,病情凶险,难以预料,病死率高为临床特点,是极其严重的分娩期并发症。

(二)病因

促成羊水栓塞及不良预后的因素有经产、孕龄、宫颈损伤、强宫缩、手术及某些妊娠并发症如死胎、胎盘早剥等。

1.经产妇

宫缩时子宫体肌肉收缩使血窦闭合,而下段及宫颈静脉怒张。胎膜破裂后,损伤的宫颈静脉暴露于羊水中,当宫颈压力高于静脉压时,羊水便进入宫颈静脉。故羊水栓塞易发生于经产妇及剥膜引产后。

2.孕龄长

羊水中有形颗粒随孕龄增加,故足月或过期产者发生羊水栓塞时病情较早产重。

3.强宫缩

宫缩越强,则羊水与静脉压差越大。故本病多发生于强宫缩或静脉滴注缩宫素时。胎儿娩出后宫腔压力虽下降,但若宫缩过强,仍可将宫旁静脉窦中羊水快速挤入下腔静脉而发病。

4.手术

剖宫产时羊水可经子宫切口或胎盘附着面而进入母体循环。

5.死胎或胎膜早破

羊水可经破损的胎膜进入宫壁静脉窦,此时羊水胎儿有形物质或炎症产物增加,使致敏性升高。

(三)临床表现

羊水栓塞发病特点是起病急骤、来势凶险。90%发生在分娩过程中,尤其是胎儿娩出前后的短时间内。少数发生于临产前或产后24 小时内。在极短时间内可因心肺功能衰竭、休克而导致死亡。典型的临床表现可分为 3 个渐进阶段。

1.心肺功能衰竭和休克

因肺动脉高压引起心力衰竭和急性呼吸循环衰竭,而变态反应可引起过敏性休克。在分娩过程中,尤其是刚破膜不久,产妇突然发生寒战、烦躁不安、呛咳气急等症状,随后出现发绀、呼吸困难、心率加快、面色苍白、四肢厥冷、血压下降等低氧血症和低血压。由于中枢神经系统严重缺氧,可出现抽搐和昏迷。肺部听诊可闻及湿啰音,若有肺水肿,产妇可咳血性泡沫痰。严重者发病急骤,甚至没有先兆症状,仅惊叫一声或打一次哈欠后,血压迅速下降,于数分钟内死亡。

2.弥散性血管内凝血

大出血产妇渡过心肺功能衰竭和休克阶段,则进入凝血功能障碍阶段,表现为大量阴道流血、血液不凝固,切口及针眼大量渗血,全身皮肤黏膜出血,血尿甚至出现消化道大出血。产妇可因出血性休克死亡。

3.急性肾衰竭

由于全身循环衰竭,肾脏血流量减少,出现肾脏微血管栓塞,肾脏缺血引起肾组织损害,表现为少尿、无尿和尿毒症征象。一旦肾实质受损,可致肾衰竭。严重病例会并发多器官功能衰竭。

典型临床表现的 3 个阶段可能按顺序出现,但有时亦可不全部出现或按顺序出现,不典型者可仅有休克和凝血功能障碍。中孕引产或钳刮术中发生的羊水栓塞,可仅表现为一过性呼吸急促、烦躁、胸闷后出现阴道大量流血。有些产妇因病情较轻或处理及时可不出现明显的临床表现。

(四)治疗

临床一旦怀疑羊水栓塞,应立即抢救产妇。主要原则:高质量的心肺复苏,纠正呼吸循环衰竭、强心、抗休克、抗过敏,防治弥散性血管内凝血及肾衰竭,预防感染,病情稳定后立即终止妊娠。

(五)护理评估

1.健康史

评估发生羊水栓塞的各种诱因,如是否有胎膜早破或人工破膜、前置胎盘或胎盘早剥、宫缩过强或强直性宫缩、中期妊娠引产或钳刮术及羊膜腔穿刺术等病史。

2.身心状况

羊水栓塞患者处于不同临床阶段表现特点不同,常见患者破膜后,多于第一产程末、第二产程宫缩较强时或在胎儿娩出后的短时间内,突然出现烦躁不安、呛咳、气促、呼吸困难、发绀、面色苍白、四肢厥冷、吐泡沫痰、心率加快,并迅速出现循环衰竭,进入休克及昏迷状态;还可能表现有全身黏膜出血,消化道、阴道大出血且不凝,切口渗血不止等难以控制的出血倾向,继而出现少尿、无尿等肾衰竭表现。更有严重者没有先兆症状,只见产妇窒息样惊叫一声或打哈欠即进入昏迷状态,血压下降或消失。

3.相关检查

(1)身体检查:可以发现全身皮肤黏膜有出血点及瘀斑,切口渗血,心率增快,肺部可闻啰音等体征。

(2)实验室检查:痰液涂片可查到羊水内容物,腔静脉取血可查出羊水中的有形物质,弥散性血管内凝血各项血液检查指标呈阳性。

(3)心电图:提示右侧房室扩大。

(4)X线床边摄片:约90%的患者可见肺部双侧弥漫性点状、片状浸润影,沿肺门周围分布,伴轻度肺不张及心脏扩大。

(六)护理诊断

1.组织灌注量改变

组织灌注量改变与弥散性血管内凝血及失血有关。

2.气体交换受损

气体交换受损与肺血管阻力增加、肺动脉高压、肺水肿有关。

3.有胎儿窘迫的风险

胎儿窘迫与羊水栓塞、母体循环受阻有关。

(七)护理措施

1.急救护理

产妇取半卧位,加压给氧,必要时气管切开;立即停用缩宫素。

2.积极配合治疗

(1)抗过敏遵医嘱立即静脉注射地塞米松 20～40 mg,根据病情继续输液维持。

(2)解除肺动脉高压。①罂粟碱:解除肺动脉高压首选药物,30～90 mg 加入 10%葡萄糖注射液 20 mL,缓慢静脉注射。②阿托品:心率慢时用阿托品 1 mg 加入 5%葡萄糖注射液 10 mL 中静脉注射,直至患者面色潮红缓解为止。③氨茶碱:氨茶碱 50 mg 加入 25%葡萄糖注射液 20 mL 缓慢静脉注射,松弛支气管及冠状动脉血管平滑肌。

（3）抗休克。①补充血容量：首选右旋糖酐静脉滴注，24 小时内输入 500～1 000 mL；或输入平衡液、新鲜血液。②纠正酸中毒：5% 碳酸氢钠溶液 250 mL 静脉滴注。③抗心力衰竭：去乙酰毛花苷 0.2～0.4 mg 加入 10% 葡萄糖注射液 20 mL 缓慢静脉注射，必要时 1～2 小时后重复应用。④升压药物：多巴胺或间羟胺。

（4）防治弥散性血管内凝血：遵医嘱给予肝素、凝血因子、抗纤溶药物等。一旦确诊，尽早使用肝素，抑制弥散性血管内凝血，发病 10 分钟内使用效果更佳。

（5）防治肾功能衰竭：在血容量不足出现少尿时，用 20% 甘露醇 250 mL 快速静脉滴注。

（6）预防感染：应用对肾脏毒性小的广谱抗生素，剂量要足，以控制感染。

（7）产科处理：原则上待病情好转后，去除病因，迅速结束分娩，以阻断羊水继续进入母体血液循环。第一产程发病者，考虑剖宫产术。第二产程发病者，抢救产妇的同时行阴道助产术，产后出现无法控制的大出血，在抢救休克的同时进行子宫全切术。钳刮术时发生羊水栓塞，应立即停止手术并积极进行抢救。

第六节　产褥期疾病的护理

一、产褥感染

（一）定义

产褥感染是指分娩及产褥期内生殖道受病原体侵袭，引起局部或全身的感染。产褥感染是常见的产褥期并发症，其发病率为 6% 左右。

（二）病因

女性生殖道对细菌的侵入有一定的防御功能，其对入侵病原体的反应与病原体的种类、数量、毒力及机体的免疫力有关。妇女阴道有自净作用,羊水中含有抗菌物质。妊娠和正常分娩通常不会给产妇增加感染机会。只有在机体免疫力、细菌毒力和细菌数量三者之间的平衡失调,才会增加产褥感染的机会,导致感染发生。其发病可能和孕期卫生不良,胎膜早破,羊膜腔感染,产程较长,产科手术操作,产后出血,产妇体质虚弱、营养不良、严重贫血等因素有关。

(三)临床表现

1.急性外阴、阴道、宫颈、剖宫产伤口感染

会阴裂伤及后斜切开部位是会阴感染的最常见感染部位,会阴部可出现疼痛,局部伤口红肿,并有触痛和波动感,严重者伤口边缘可裂开,产妇活动受限。阴道裂伤处感染多继发于经产道手术助产或产程延长的病例,可出现阴道部疼痛,严重者可有畏寒、发热,阴道黏膜充血、水肿,甚至出现溃疡坏死。

2.子宫感染

产后子宫感染包括急性子宫内膜炎、子宫肌炎。子宫内膜是最常受累的部位。临床表现为产后 3～4 天开始出现低热、下腹疼痛及压痛,阴道分泌物增多且有异味。炎症若不能得到控制,病情加重出现寒战、高热、头痛、心率加快、白细胞增多等感染征象。子宫内膜炎由于内膜充血、坏死,阴道内有大量脓性分泌物,可伴有恶臭。

3.急性盆腔结缔组织炎和急性附件炎

感染沿淋巴管播散引起盆腔结缔组织炎和腹膜炎,可波及输卵管、卵巢,形成附件炎。如炎症未能得到有效控制,可继续沿阔韧带扩散,直达侧盆壁、髂窝、直肠阴道隔。患者可出现持续高热、寒战、腹痛、腹胀、肛门坠胀及里急后重感。检查下腹部有明显压痛、反跳痛及腹肌紧张等腹膜炎体征,宫旁组织增厚,有时可触及肿块,肠鸣音减弱或消失,严重者侵及整个盆腔形成"冰冻骨盆"。患者白细胞持续升高,中性粒细胞数明显增加。

4.急性盆腔腹膜炎及弥漫性腹膜炎

炎症扩散至子宫浆膜层,形成急性盆腔腹膜炎,继而发展为弥漫性腹膜炎,后者是产褥期感染中引起死亡的主要原因。弥漫性腹膜炎表现为全身重度中毒症状,体温稽留于 40 ℃,寒战、恶心、呕吐,全腹持续性疼痛,呼吸急促,脉搏细弱,腹胀、腹部膨隆,有压痛及反跳痛。产妇因产后腹壁松弛,腹肌紧张多不明显。腹膜炎性渗出及纤维素沉积可引起肠粘连,肠蠕动减弱甚至消失。若经积极抗感染等治疗,体温仍持续不退,腹部症状、体征无改善,有感染扩散或脓肿形成等可能。常见脓肿包括膈下脓肿、肠曲间脓肿及子宫直肠窝脓肿。

5.血栓静脉炎

炎症向上蔓延可引起盆腔内血栓静脉炎,可累及子宫静脉、卵巢静脉、髂内静脉、阴道静脉,早期表现为下腹痛,然后向腹股沟放射。

6.脓毒血症和败血症

感染血栓脱落进入血液循环,可引起脓毒血症。若细菌大量进入血液循环并繁殖形成败血症,可危及生命。

(四)治疗

(1)支持治疗,加强营养,增强抵抗力。

(2)会阴伤口或腹部切开感染时,及时切开引流,可疑盆腔脓肿可经腹或后穹隆引流。

(3)B超发现胎盘胎膜残留的,给予抗炎的同时,加强子宫收缩,促进宫内组织物的排出,如残留物较大引起产后出血时,及时清宫。

(4)在未确定病原体时,选用广谱抗生素,然后根据血培养及药敏的结果,调整抗生素。

(五)护理评估

1.健康史

评估产褥感染的诱发因素,询问产妇的健康史,是否有贫血、营养不良或生殖道、泌尿道感染的病史,了解本次妊娠有无妊娠合并症与并发症、分娩时是否有胎膜早破、产程延长、手术助产、软产道损伤、产前出血、产后出血史及产妇的个人卫生习惯等。

2.身心状况

评估产妇全身状况、子宫复旧及伤口愈合情况。检查宫底高度、子宫软硬度、有无压痛及其疼痛程度,观察会阴部有无疼痛、局部红肿硬结及脓性分泌物,并观察恶露量、颜色、性状、气味等。用窥阴器检查阴道、宫颈及分泌物的情况,双合诊检查宫颈有无举痛、子宫一侧或双侧是否扪及包块。观察产妇的情绪与心理状态,是否存在心理沮丧、烦躁与焦虑情绪。

3.相关检查

(1)血液检查:检查白细胞计数增高,尤其是中性粒细胞计数升高明显;红细胞沉降率加快。

(2)细菌培养:通过宫腔分泌物、脓肿穿刺物、后穹隆穿刺物做细菌培养和药物敏感试验,确定病原体及敏感的抗生素。

(3)B超、CT及磁共振成像检查:对产褥感染形成的炎性包块、脓肿及静脉血栓作出定位及定性诊断。

(六)护理诊断

1.体温过高

体温过高与感染及机体抵抗力下降有关。

2.舒适改变

舒适改变与疼痛及恶露增多且有异味有关。

3.焦虑

焦虑与疾病导致恢复慢及担心自身健康有关。

(七)护理措施

1.一般护理

(1)保持病室安静、空气清新,做好宣教,使产妇了解产褥期自我护理知识,协助产妇做好清洁卫生。

(2)保证产妇充足休息和睡眠,鼓励多饮水,必要时静脉补液。

(3)对患者出现高热、疼痛、呕吐时按症状进行护理。

(4)采取半坐位。

(5)做好心理疏导,提供母婴接触的机会。

2.专科护理

(1)支持疗法:增加蛋白质的摄入,增强机体抵抗力,纠正贫血及电解质紊乱。

(2)清除宫腔残留物:在有效抗生素使用的基础上清除宫腔内残留胎盘、胎膜组织。产妇高热者,应待感染控制、体温下降后再清宫,术后取半卧位以利于引流。

(3)切开引流:若产妇会阴切口或腹部切口感染,应及时切开引流。盆腔脓肿者,可经腹或后穹隆切开引流。

(4)抗生素应用:按医嘱正确使用抗生素,维持血液的有效浓度并观察药物的不良反应。感染严重者,首选广谱高效抗生素并进行综合治疗,使用前需做药物敏感试验。

(5)其他:有血栓性静脉炎时,在应用大量抗生素的同时加用肝素,并口服双香豆素、双嘧达莫等药物,同时可用活血化瘀的中药治疗。若为中毒性休克、肾功能衰竭等,应积极抢救。

二、产褥中暑

(一)定义

产妇在高温闷热环境下体内积热不能及时散发,引起中枢性体温调节功能障碍的急性热病,表现为高热、水及电解质紊乱、循环衰竭和神经系统功能损害等而发生中暑表现者为产褥期中暑。本病起病急骤,发展迅速,处理不当会遗留严重的后遗症,甚至死亡。

(二)病因

产妇体内在妊娠期间潴留相当多的水分,在产褥期尤其是产褥早期,需要将这些多余的水分排出体外。部分进入体循环后通过肾脏排出,部分通过汗腺排出。此外,在产褥期体内代谢旺盛,必然产热,出汗是产妇散热的一种重要方式。因此,产妇在产后数日内都有多尿、多汗的表现。当外界气温超过 35 ℃时,机体靠汗液蒸发散热。而汗液蒸发需要空气流通才能实现。但旧风俗习惯怕产妇"受风"而要求关门闭窗,妇女在分娩后,即包头巾,身着长袖、长裤衣服,并全身覆以棉被,门窗紧闭,俗称"避风寒",以免以后留下风湿疾病,如时值夏日,高温季节,湿度大,而住房狭小,室内气温极高,则产妇体表汗液无由散发,体温急骤升高,体温调节中枢失控,心功能减退,心排血量减少,中心静脉压升高,汗腺功能衰竭,水和电解质紊乱,体温更进一步升高,而成为恶性循环。当人体处于超过散热机制能力的极度热负荷时,因体内热积蓄过度而引起高热,发生中暑。当体液高达 42 ℃以上时可使蛋白变性,时间一长病变常趋于不可逆性。高热可导致大脑和脊髓细胞死亡,继而出现脑水肿、脑出血、颅内压增高、昏迷等表现。即使经抢救存活,常留有神经系统的后遗症。

(三)临床表现

1.中暑先兆

表现为疲乏、四肢无力、头昏、头痛、恶心、胸闷、心悸、口渴、多汗。此时体温正常或低热。

2.轻度中暑

体温达 38.5 ℃以上,出现面色潮红、胸闷加重、脉搏增快、呼吸急促、出汗停止、皮肤干热、口渴、全身布满湿疹等症状。

3.重度中暑

体温继续上升达 40 ℃以上,有时高达 42 ℃,严重者甚至超越常规体温表的最高水平。高温持续不降呈稽留热型。皮肤温度极高,但干燥无汗。可出现剧烈头痛、恶心、呕吐、腹痛、腹泻、血压下降。继而谵妄、昏迷,抽搐。心率更快,脉搏细数,呼吸更急促,瞳孔缩小,瞳孔对光反射消失,膝跳反射减弱或消失。如不及时抢救,数小时即可因呼吸、循环衰竭死亡。即使幸存也常遗留中暑神经系统不可逆的后遗症。

(四)治疗

产褥期中暑的治疗原则是迅速降温,纠正水、电解质与酸碱平衡紊乱,积极防治休克。对于重度以上中暑,在给予物理降温的同时,应给予药物降温,对症治疗,并预防感染。

(五)护理评估

1.健康史

(1)一般情况:产妇的年龄、体重等。

(2)营养状况:初步评估营养状况、饮食习惯。

(3)既往史:孕产史,有无并发症及其他病史。

2.身体状况

(1)生命体征:监测体温、脉搏、呼吸、血压等。

(2)意识状态:有无烦躁不安、昏厥、昏迷、痉挛等中枢神经系统受损的症状。

(3)辅助检查:血常规、尿常规、肝肾功能、血生化、血气分析、心肌酶谱、CT 等检查。

(六)护理诊断

1.体温过高

体温过高与中暑高热有关。

2.体液不足

体液不足与中暑衰竭引起血容量不足有关。

3.有昏迷的危险

昏迷与中暑头部温度过高有关。

4.知识缺乏

产妇及家属观念陈旧。

5.活动无耐力

活动无耐力与疲乏和虚弱有关。

(七)护理措施

1.一般护理

(1)迅速置于低温、通风环境中,物理或药物降温,体温降至38 ℃即可暂停。

(2)停乳期间教会家属行人工喂养,情况平稳后恢复母乳喂养。

2.专科护理

(1)气道护理:①重度患者有时合并口鼻出血、呕血,立即经口气管插管,气囊内充入足量空气,防止呕吐物吸入引起窒息,必要时准备呼吸机治疗。②氧气吸入 4~5 L/min,避免吸入高浓度氧加重肺损伤。③每 2 小时向气管内滴入 1 次生理盐水与糜蛋白酶等组成的滴液 5 mL,并翻身拍背、吸痰。若患者需吸痰时,动作应轻柔,避免损伤气道黏膜。

(2)其他护理:①重度患者可应用深静脉置管,建立良好的静脉通路,保证脱水剂、血小板、血浆、升压药物等静脉滴注通畅,按时完成每日补液量。②患者若有抽搐时置牙垫于上下齿之间防止舌咬伤,适当约束患者四肢,床加床挡以防坠床。③遵医嘱应用生理盐水 200 mL 膀胱冲洗必要时加抗生素,2 次/日,防止尿液中的血凝块阻塞导尿管和预防尿路感染。

第六章

妇科疾病护理

第一节　生殖系统炎症的护理

一、外阴炎

（一）非特异性外阴炎

1.定义

非特异性外阴炎指由非特异性细菌（如葡萄球菌、大肠埃希菌、链球菌、阴道嗜血杆菌、阴道棒状球菌等）感染，或由粪便、尿液、阴道分泌物，或者其他物理、化学因素刺激下引起的外阴皮肤黏膜炎症。

2.病因

主要是由于外阴受到阴道炎、子宫颈炎的炎性白带和宫颈癌分泌物；月经血或产后恶露；糖尿病患者的糖尿；粪瘘、尿瘘患者的粪、尿的长期刺激所致；其次是穿紧身化纤内裤、经期使用不适当卫生巾（如不洁、化纤材料过敏、不透气等）、误用高浓度药物，如升汞、苯扎溴铵等。

3.临床表现

一般炎症局限于小阴唇内外侧，严重时整个外阴受累。患者自觉局部皮肤黏膜瘙痒、疼痛、烧灼感，于性交、排尿时加重。外阴充血、肿胀，重者有糜烂、成片的湿疹，甚至有溃疡形成（应排除外阴癌或结核）。病程长可使皮肤增厚、粗糙、皲裂、奇痒，甚至苔藓样变。

4.治疗

(1)保持局部清洁、干燥,避免搔抓或摩擦外阴。

(2)急性期应注意休息,禁止性生活。

(3)消除病因:治疗糖尿病、尿瘘、粪瘘、生殖道炎症等;停止使用擦洗外阴的药物,不穿化纤的内裤。

(4)局部可用1:5 000高锰酸钾溶液坐浴,尤其是大小便以后;必要时应用抗生素;可选用微波、红外线或超短波等局部物理治疗。

5.护理评估

(1)健康史及相关因素:了解生殖系统手术史、性生活史、糖尿病史、个人卫生情况等。

(2)症状体征:外阴皮肤瘙痒疼痛、红肿、灼热感,于性交、活动、排尿、排便时加重。检查见局部充血肿胀、糜烂,常有抓痕,严重者形成溃疡或湿疹。

(3)辅助检查:了解妇科检查、阴道分泌物检查、宫颈刮片等阳性结果。

(4)心理和社会支持状况:评估患者出现症状后相应的心理反应,有无害羞、恐惧等心理。

6.护理诊断

(1)皮肤完整性受损:与皮肤、黏膜充血,脓肿自行破溃或手术有关。

(2)疼痛:与炎性分泌物刺激、脓肿形成有关。

7.护理措施

(1)教会患者坐浴的方法,包括液体的配制、温度、坐浴的时间及注意事项。取高锰酸钾结晶加温开水配成1:5 000,肉眼观为淡玫瑰红色。每次坐浴15~30分钟,每天2次。注意配制的溶液温度不宜过浓,以免灼伤皮肤。坐浴时要使会阴部浸没于溶液中。月经期停止坐浴。

(2)指导患者注意个人卫生,勤换内裤,保持外阴清洁、干燥,做好经期、孕期、分娩期及产褥期卫生。勿饮酒,少进辛辣食物,局部严谨搔抓,勿用刺激性药物或肥皂擦洗。外阴溃破者要预防继发感染,使用柔软无菌会阴垫,减少摩擦和混合感染的机会。

(二)前庭大腺炎

1.定义

前庭大腺位于两侧大阴唇后 1/3 深部,腺管开口在处女膜与小阴唇之间,易受感染而产生炎症。

2.病因

主要病原体为葡萄球菌、大肠埃希菌、链球菌、肠球菌。随着性传播疾病发病率的增加,淋病奈瑟菌及沙眼衣原体感染也增加。急性炎症时,病原体首先侵犯腺管,腺管开口因肿胀或渗出物凝聚而阻塞,脓液不能外流积存而形成脓肿,称为前庭大腺脓肿。

3.临床表现

急性炎症发病多为一侧,初起表现为大阴唇下方肿胀、疼痛、灼热感,有时会致大小便困难。当脓肿形成时,疼痛加剧,局部触及波动感。可伴寒战、发热、腹股沟淋巴结增大等全身症状。脓肿增大时,可自行破溃排脓,若引流不畅,则炎症持续不消退,并可反复急性发作,或形成前庭大腺囊肿。

4.治疗

(1)药物治疗:急性期未化脓,局部可用 0.05% 高锰酸钾溶液或清热解毒中药液外敷或坐浴;同时应全身运用抗生素,急性期可由腺管开口取分泌物或穿刺液做细菌培养,确定病原体选用口服或肌内注射抗生素。

(2)急性炎症发作时,需卧床休息,局部保持清洁;多食蔬菜、水果。

(3)脓肿或囊肿形成后需行切开引流及造口术,并放置引流条。如感染反复发作,可行单侧前庭大腺摘除手术。

5.护理评估

(1)健康史及相关因素:了解个人卫生及患者的全身情况,测量生命体征等。

（2）症状体征：炎症多发生于一侧，局部肿胀、疼痛、灼烧感，行走不便，有时会致大小便困难。检查见局部皮肤红肿、发热、压痛明显。当脓肿形成时，疼痛加剧，脓肿直径为 3～6 cm，可触及波动感。部分患者出现发热等全身症状，腹股沟淋巴结可呈不同程度增大。

（3）辅助检查：了解妇科检查、前庭大腺开口处分泌物细菌培养和药敏实验等阳性结果。

（4）心理和社会支持状况：评估患者出现症状后相应的心理反应，有无害羞、恐惧。

6.护理诊断

（1）皮肤完整性受损：与脓肿自行破溃或手术切开引流有关。

（2）疼痛：与局部炎症刺激有关。

7.护理措施

（1）急性期应卧床休息，注意局部清洁卫生，局部可热敷，或用 1∶5 000 高锰酸钾溶液坐浴，每日 2 次，并选用抗生素。

（2）脓肿或囊肿形成，可行切开引流并做造口术。以往对前庭大腺脓肿多行切开引流术，但单纯切开引流只能暂时缓解症状，切口闭合后，仍可以形成囊肿或反复感染，故目前多主张在脓肿形成后也应行造口术。该术方法简单，损伤小，术后还能保留腺体功能。术前除一般护理外，需准备引流条。术后局部保持清洁，每日用 1∶1 000 氯己定棉球擦洗 2 次，每日更换引流条，直至伤口愈合。以后继续用 1∶5 000 高锰酸钾溶液坐浴，每日 2 次。

二、阴道炎

（一）滴虫阴道炎

1.定义

滴虫阴道炎是由阴道毛滴虫引起的阴道炎。

2.病因

在温度 25～40 ℃、pH 5.2～6.6 的潮湿环境中最适宜阴道毛滴虫生长。病原体可经性交直接传播，也可经公共浴池、浴巾、浴盆、游泳池、衣物、坐式便器、污染的器械及敷料等间接传播。

3.临床表现

男性感染可无症状,但易成为感染源。主要症状是阴道分泌物增多,呈稀薄脓性、黄绿色、泡沫状,有臭味。外阴瘙痒,部位主要为阴道口及外阴。可伴外阴灼热、疼痛、性交痛等。若合并尿道感染,可有尿频、尿痛、血尿。阴道毛滴虫能吞噬精子,脓性分泌物影响精子存活和活动,致不孕。检查见阴道及宫颈黏膜充血,散在出血点和红色草莓样突起,见多灰黄色、黄白色稀薄泡沫状液体或黄绿色脓性分泌物。阴道分泌物悬滴检查或分泌物培养找到滴虫即可确诊。

4.治疗

治疗首选抗厌氧菌类药物如甲硝唑,轻症以局部用药为主,合并泌尿道感染则需全身用药。采用弱酸性液体清洗外阴、阴道可提高用药疗效。患者应避免重复感染,性伴侣应同时治疗。治疗期间禁止性交。患者常在经后复发,疗程结束后应于每次经净后复查白带,连续 3 次阴性为治愈。

5.护理评估

(1)健康史及相关因素:了解既往阴道炎病史,发作与月经周期的关系,治疗经过,了解个人卫生习惯,分析感染途径。

(2)症状体征:外阴瘙痒、灼热、疼痛。白带量增多,脓样,有泡沫、腥臭味。检查见阴道黏膜充血,严重者有散在出血斑点,甚至宫颈有出血斑点,形成"草莓样"宫颈,后穹隆有液性泡沫状或脓性泡沫状分泌物。

(3)辅助检查:了解妇科检查、阴道分泌物检查等阳性结果。

(4)心理和社会支持状况:评估患者出现症状后的心理反应,是否有治疗效果不佳致反复发作造成的烦恼,接受盆腔检查的顾虑,丈夫同时治疗的障碍等。

6.护理诊断

(1)舒适的改变:与阴部瘙痒及白带增多有关。

(2)自我形象紊乱:与阴道分泌物异味有关。

(3)排尿异常:与尿道口感染有关。

7.护理措施

(1)指导患者自我护理:注意个人卫生,保持外阴部清洁、干燥,尽量避免搔抓外阴部致皮肤破损。治疗期间禁止性生活、勤换内裤。内裤、坐浴及洗涤用物应煮沸消毒 5～10 分钟以消灭病原体,避免交叉和重复感染的机会。

(2)指导患者配合检查:做分泌物培养之前,告知患者取分泌物前 24～48 小时避免性交、阴道灌洗或局部用药。分泌物取出后应及时送检并注意保暖,否则滴虫活动力减弱,造成辨认困难。

(3)指导患者正确阴道用药:告知患者各种剂型的阴道用药方法,酸性药液冲洗阴道后再塞药的原则。在月经期间暂停坐浴、阴道冲洗及阴道用药。由于甲硝唑抑制酒精在体内氧化而产生有毒的中间代谢产物,故用药期间应禁酒。甲硝唑可透过胎盘到达胎儿体内,亦可从乳汁中排泄,故孕 20 周前或哺乳期妇女禁用。

(4)观察用药反应:患者口服甲硝唑后偶见胃肠道反应,如食欲减退、恶心、呕吐。此外,偶见头痛、皮疹、白细胞减少等,一旦发现应报告医师。

(二)外阴阴道假丝酵母菌病

1.定义

外阴阴道假丝酵母菌病是由假丝酵母菌引起的外阴阴道炎症。

2.病因

病原体为假丝酵母菌,在全身及阴道局部细胞免疫能力下降,阴道酸度增高,假丝酵母菌大量繁殖,并转变为菌丝相,才出现症状。常见诱因有妊娠、糖尿病、大量应用免疫抑制药、长期服用雌激素或避孕药、长期运用广谱抗生素等。此外穿紧身化纤内裤、气候潮湿、过度冲洗阴道、经常使用卫生棉条、不良卫生习惯及肥胖等也可诱发。

3.临床表现

患者主要表现为外阴瘙痒、灼痛,性交、排尿时加重。阴道分泌物增多,白色、稠厚,呈凝乳或豆腐渣样。外阴、阴道黏膜充血水肿,小阴唇内侧及阴道黏膜上附有白色膜状分泌物。

4.治疗

治疗时应注意消除诱因,积极治疗相关疾病,如糖尿病及身体其他部位假丝酵母菌病感染;性伴侣同时治疗;停用广谱抗生素、雌激素及类固醇皮质激素;勤换洗内裤等。药物治疗主要选择局部或全身应用抗真菌药。本病易在月经前复发,故治疗后应在月经前复查阴道分泌物。治愈标准为3次月经前复查阴道分泌物均为阴性。

5.护理评估

(1)健康史及相关因素:了解有无糖尿病,使用抗生素、雌激素的种类、时间,是否在妊娠期,了解个人卫生习惯等。

(2)症状体征:外阴瘙痒、灼痛性交痛以及尿痛。典型的白带为白色、凝乳块或豆渣样。小阴唇内侧面及阴道黏膜附有白色薄膜,擦去后,可见阴道黏膜红肿或糜烂面及浅表溃疡。

(3)辅助检查:了解妇科检查、阴道分泌物检查等阳性结果。

(4)心理和社会支持状况:评估患者出现症状后的心理反应,是否有治疗效果不佳致反复发作造成的烦恼,接受盆腔检查的顾虑等。

6.护理诊断

(1)睡眠型态改变:与阴部奇痒、烧灼痛有关。

(2)焦虑:与疾病反复发作有关。

(3)知识缺乏:缺乏疾病及防护知识。

(4)皮肤黏膜完整性受损:与炎症引起的阴道黏膜充血、破损有关。

7.护理措施

护理基本同滴虫阴道炎,为提高效果,可用2%～4%碳酸氢钠液坐浴或阴道冲洗。鼓励患者坚持用药,不随意中断疗程。约15%男性与女性患者接触后患有龟头炎,对有症状男性也应进行检查及治疗,无症状者无须治疗。妊娠期合并感染者,为避免胎儿感染,应禁用口服唑类药物并坚持局部治疗,甚至到妊娠8个月。

三、宫颈炎

宫颈炎是妇科常见疾病之一。正常情况下,宫颈具有黏膜免疫、体液免疫及细胞免疫等多种防御功能,是阻止阴道内病原菌侵入上生殖道的重要防线。宫颈受到性生活、分娩、经宫腔操作损伤、阴道炎等多种因素影响,易诱发炎症。宫颈炎包括宫颈阴道部炎症及宫颈管黏膜炎症。临床多见的宫颈炎是急性宫颈管黏膜炎症,若急性炎症未经过及时诊治或病原体持续存在,可导致慢性宫颈炎或上生殖道感染。

(一)急性宫颈炎

1.定义

急性宫颈炎指宫颈发生急性炎症,多发生于感染性流产、产褥感染、宫颈急性损伤或阴道内异物并发感染。

2.病因

急性宫颈炎多由性传播疾病的病原体如淋病奈瑟菌及沙眼衣原体感染所致,淋病奈瑟菌感染时约50％合并沙眼衣原体感染。葡萄球菌、链球菌、大肠埃希菌等较少见。此外也有病毒感染所致,如单纯疱疹病毒、人乳头瘤病毒、巨细胞病毒等。

3.临床表现

白带增多是急性宫颈炎最常见的、有时是唯一的症状,常呈脓性甚至脓血性白带。分泌物增多刺激外阴而伴有外阴瘙痒、灼热感,以及阴道不规则出血、性交后出血等。由于急性宫颈炎常与尿道炎、膀胱炎或急性子宫内膜炎等并存,可不同程度出现下腹部不适、腰骶部坠痛及尿急、尿频、尿痛等膀胱刺激症状。急性淋菌性宫颈炎时可有不同程度的体温升高和白细胞增多;炎症向上蔓延可导致上生殖道感染,如急性子宫内膜炎、盆腔结缔组织炎。妇科检查可见宫颈充血、水肿、黏膜外翻,宫颈有触痛,触之容易出血,可见脓性分泌物从宫颈管内流出。淋病奈瑟菌感染的宫颈炎,尿道、尿道旁腺、前庭大腺可同时感染,而见充血、水肿甚至脓性分泌物。沙眼衣原体性宫颈炎可无症状,或仅表现为宫颈分泌物增多,点滴状出血。妇科检查可见宫颈外口流出黏液脓性分泌物。

4.治疗

急性宫颈炎治疗以全身治疗为主,需针对病原体使用有效抗生素。未获得病原体检测结果可根据经验性给药,对于有性传播疾病高危因素的年轻妇女,可给予阿奇霉素 1 g,单次口服或多西环素100 mg,每日 2 次口服,连续 7 天。已知病原体者针对使用有效抗生素。

5.护理评估

(1)一般情况:患者月经情况、生育情况;有无感染性流产、产褥感染、宫颈损伤或阴道异物并发感染等,有无妇科手术史;有无阴道分泌物增多,分泌物的颜色、性状是否正常,外阴是否瘙痒;有无月经量增多、月经间期出血、性生活后出血等症状;是否伴有腰骶部不适及下坠感、体温升高等。

(2)辅助检查:接受的检查及结果,如宫颈分泌物涂片检查和妇科检查等。

6.护理诊断

(1)舒适的改变:与阴道分泌物增多、腰骶部疼痛及下腹部坠痛有关。

(2)焦虑:与对疾病诊断的担心有关。

(3)排尿形态改变:与炎症刺激产生尿频、尿急、尿痛症状有关。

(4)知识缺乏:缺乏急性宫颈炎病因、治疗及预防等相关知识。

7.护理措施

(1)注意个人卫生:保持外阴清洁、干燥,增强体质,提高机体抵抗力。急性期应卧床休息,避免劳累,指导进食高热量、清淡饮食,忌食辛辣食物,发热时要多饮水。

(2)指导用药:合理应用抗生素,急性期应全身用药,并且要规范彻底,同时治疗性伴侣。

(3)做好心理护理:耐心向患者解释治疗、护理方案,告知及时就医的重要性。急性期不提倡局部应用物理治疗,避免使炎症扩散,防止造成盆腔炎症。

(二)慢性宫颈炎

1.定义

慢性宫颈炎是指子宫颈间质内有大量淋巴细胞、浆细胞等慢性炎细胞浸润,可伴有子宫颈腺上皮及间质的增生和鳞状上皮化生。

2.病因

慢性宫颈炎多见于分娩、流产或手术损伤宫颈后,病原菌侵入宫颈黏膜,此处皱襞多,病原体易于隐居,形成本病。本病致病菌主要是葡萄球菌、链球菌、大肠埃希菌和厌氧菌。

3.临床表现

慢性宫颈炎患者多无症状。少数患者可有阴道分泌物增多,呈乳白色黏液状,也可为淡黄色或脓性,可有性交后出血,偶有分泌物刺激引起外阴瘙痒不适。患者可有腰骶部疼痛,下坠感。因黏稠脓性白带不利于精子穿透,故可致不孕。妇科检查可见宫颈肥大,有不同程度糜烂、宫颈息肉等。

4.治疗

本病治疗以局部治疗为主,可采用物理治疗、药物治疗及手术治疗,而以物理治疗最为常用。

药物治疗适用于糜烂面积较小,炎症浸润较浅者。药物治疗目的是消除炎症、促使上皮生长。物理治疗适用于糜烂面积大,炎症浸润较深的病例,是治疗宫颈柱状上皮异位较好的方法。手术治疗适用于保守治疗无效,宫颈肥大、糜烂面深广且宫颈管受累者。

5.护理评估

(1)健康史及相关因素:了解患者年龄、性生活史,宫腔内手术操作后、产后、流产后有无感染史,了解白带性状、量、气味,有无外阴瘙痒、灼热及膀胱刺激症状。

(2)症状体征:阴道分泌物增多、外阴瘙痒及灼热感、月经间期出血、性交后出血、尿路刺激症状。妇科检查时可见宫颈充血、水肿、黏膜外翻,有黏液脓性分泌物黏附甚至从宫颈管流出。

(3)辅助检查:了解妇科检查、阴道分泌物检查、宫颈刮片、阴道镜、宫颈活检等阳性结果。

（4）心理和社会支持状况：评估患者出现症状后的心理反应，是否有治疗效果不佳致反复发作造成的烦恼，接受盆腔检查的顾虑等。

6.护理诊断

（1）焦虑及恐惧：与缺乏相关知识及担心癌变有关。

（2）舒适改变：与分泌物增多、下腹及腰骶部不适有关。

（3）组织完整性受损：与宫颈面有糜烂有关。

7.护理措施

（1）一般护理：①向患者解释积极治疗宫颈炎的必要性。②协助患者在治疗前常规做宫颈刮片细胞学检查，以排除早期宫颈癌。③协助患者做好宫颈上药、物理治疗和手术治疗的护理配合。

（2）检查护理：向患者解释检查的方法和必要性，协助医师进行宫颈刮片或宫颈活组织检查，以排除癌变。

（3）物理治疗护理：常用的设施有激光、冷冻、红外线凝结及微波等。生殖器官急性炎症时禁行物理治疗，治疗时间宜选择在月经干净后3～7日内进行。协助医师做好物理治疗准备，术后告知患者物理治疗的注意事项：①术后阴道分泌物增多，甚至有大量水样排液，在术后1～2周脱痂时可有少量出血。特别注意保持外阴清洁。②术后2个月内禁盆浴、性生活及阴道冲洗。③一般于2次月经干净后3～7日到医院复查，未痊愈者可择期再行第2次治疗。④对接受物理治疗后的患者若有异常阴道流血或感染，应立即就诊。

（4）手术治疗护理：包括息肉摘除术和宫颈锥形切除术，手术时间为月经干净后3～7日内，术后应及时送病理检查。

（5）药物治疗护理：子宫颈局部涂药物等，注意保护正常组织。

（6）心理护理：向患者讲解有关宫颈炎的知识，解除患者的思想顾虑与恐癌心理，使其接受和配合治疗。

四、盆腔炎性疾病

（一）定义

盆腔炎性疾病是病原体感染导致女性上生殖道及其周围组织

（子宫、输卵管、卵巢、宫旁组织及腹膜）炎症的总称，包括子宫炎、输卵管炎、输卵管卵巢炎、盆腔腹膜炎及盆腔结缔组织炎，其中以输卵管炎、输卵管卵巢炎最常见。既往盆腔炎性疾病被分为急性或慢性盆腔炎两类，但慢性盆腔炎实际为盆腔炎性疾病的后遗症，如盆腔粘连、输卵管阻塞，从而导致不孕、异位妊娠、慢性盆腔疼痛。

（二）病因

盆腔炎性疾病的病原体可达 20 多种，主要有 2 个来源：①内源性病原体，99％的盆腔炎性疾病是由阴道或宫颈的菌群上行性感染引起，包括需氧菌和兼性厌氧菌，以两者混合感染多见。主要的需氧菌和兼性厌氧菌有溶血性链球菌、金黄色葡萄球菌、大肠埃希菌和厌氧菌。厌氧菌有脆弱类杆菌、消化球菌、消化链球菌。厌氧菌感染容易引起盆腔脓肿。②外源性病原体，主要为性传播疾病的病原体，如淋病奈瑟菌、沙眼衣原体、支原体，前两者只感染柱状上皮及移行上皮，尤其是衣原体感染常导致严重输卵管结构及功能破坏，并引起盆腔广泛粘连。

（三）临床表现

可因炎症轻重及范围大小而有不同的临床表现。衣原体感染引起的盆腔炎性疾病常无明显临床表现。炎症轻者无症状或症状轻微。常见症状为阴道分泌物增多、下腹痛、不规则阴道流血、发热等；下腹痛为持续性，可于活动或性交后加重。若病情严重可有寒战、高热、头痛、食欲缺乏等症状。月经期发病可有经量增多、经期延长的表现。若有腹膜炎，则出现消化系统症状如恶心、呕吐、腹胀、腹泻。若有脓肿形成，可有下腹包块及局部压迫刺激症状；包块位于子宫前方可出现膀胱刺激症状如排尿困难、尿频，若引起膀胱肌炎，可出现尿痛等；若包块位于子宫后方可有直肠刺激症状；若在腹膜外可导致腹泻、里急后重和排便困难。若有输卵管炎的患者同时有右上腹部疼痛，应怀疑有肝周围炎存在。

盆腔炎性疾病患者体征差异大，轻者无明显异常发现，或妇科检查仅发现宫颈举痛或宫体压痛或附件区压痛。严重病例呈急性病容，体温升高，心率增快，下腹有压痛、反跳痛及肌紧张，叩诊鼓音明显,肠鸣音减弱或消失。盆腔检查:阴道内可见脓性分泌物;宫颈充血、水肿,若见脓性分泌物从宫颈口流出,说明宫颈管黏膜或宫腔有急性炎症。穹隆触痛明显,须注意是否饱满;宫颈举痛;宫体稍大有压痛,活动受限;子宫两侧压痛明显,若为单纯输卵管炎,可触及增粗的输卵管,压痛明显;若为输卵管积脓或输卵管卵巢脓肿,可触及包块且压痛明显,不活动;宫旁结缔组织炎时,可扪及宫旁一侧或两侧片状增厚,宫旁两侧宫骶韧带高度水肿、增粗,压痛明显;若有盆腔脓肿形成且位置较低时,可扪及后穹隆或侧穹隆有肿块且有波动感,三合诊能协助进一步了解盆腔情况。

(四)治疗

治疗的目的首先是减轻急性期症状,减少远期并发症;而保留生育能力是盆腔炎性疾病治疗中的另一个目标。治疗原则:选择广谱抗生素,联合抗厌氧菌药物治疗,根据药敏试验选择最有效的抗生素,疗程应持续 14 日。

(五)护理评估

1.健康史及相关因素

了解患者年龄、性生活史,宫腔内手术史、产后、流产后有无感染史,有无下生殖道感染、经期卫生不良及个人卫生情况等。

2.症状体征

(1)急性盆腔炎性疾病:①起病时下腹疼痛,呈持续性,活动后加重,发热,阴道分泌物增多。②腹膜炎时可出现恶心、呕吐、腹胀、腹泻。③月经期发病可使经量增多、经期延长。④脓肿形成时可有下腹包块及局部压迫刺激症状。⑤典型体征呈急性病容,体温升高,下腹部压痛、反跳痛、肌紧张。⑥妇科检查:阴道黏膜充血,脓性分泌物自子宫颈口外流。子宫颈抬举痛,子宫体略大、压痛、活动受限,输卵管增粗并有压痛,如为输卵管卵巢脓肿,可触及包块。

(2)盆腔炎性疾病后遗症:临床多表现为不孕、异位妊娠慢性盆腔痛或盆腔疾病反复发作等症状。

3.辅助检查

了解血常规、腹腔穿刺、妇科 B 型超声检查等阳性结果。

4.心理和社会支持状况

患者常因突发的疾病、未知的诊断及治疗,特别是需要手术治疗而感到紧张和恐惧,若其配偶或主要家属不在身边,多感到无助和绝望。未婚女性可能担心疾病对婚姻、性生活及生育的影响,已婚尚无子女的患者可能担心影响正常生育。

(六)护理诊断

1.疼痛

疼痛与生殖器官及周围结缔组织炎症有关。

2.体温过高

体温过高与盆腔炎症有关。

3.知识缺乏

缺乏经期卫生知识。

4.舒适的改变:腹胀

腹胀与盆腔腹膜炎症使肠蠕动减慢有关。

5.自理缺陷

自理缺陷与卧床休息、输液有关。

(七)护理措施

(1)疼痛时注意休息,防止受凉,必要时可遵医嘱给予镇静止痛药,以缓解症状。

(2)保持生活规律,劳逸结合,若患者睡眠不佳,可在睡眠前用热水泡脚、饮热牛奶等,保持室内安静或在睡前进行按摩,必要时服用安眠药。

(3)预防护理:①及时、彻底治疗急性盆腔炎,防止扩散、迁延转为慢性盆腔炎。②注意经期卫生、性生活卫生,减少感染机会。③加强营养与锻炼,增强体质。

(4)治疗护理:①指导患者服用药物,遵医嘱帮助患者以不同途径用药,如口服、保留灌肠和外敷等;灌肠后嘱患者俯卧休息30分钟以上。②协助医师进行物理治疗,此法有利于炎症吸收和消退,可选用短波、超短波、微波、激光、离子透入(可加入各种药物如青霉素、链霉素等),或用食盐炒热放入袋中,热敷下腹部。③盆腔炎性肿块体积大或经药物、物理治疗无效,可考虑手术切除病灶,做好术前准备,术中配合,术后护理。

(5)心理护理:耐心讲解疾病的病因、发生、发展和治疗,倾听患者诉说不适和烦恼,提供心理支持,减轻患者压力,增强治疗信心,鼓励按流程治疗。

第二节 生殖内分泌疾病的护理

一、异常子宫出血

(一)定义

异常子宫出血是青春期和育龄期女性最常见的妇科症状,给患者健康及生活造成了严重的不良影响。排卵障碍性异常子宫出血是无排卵、稀发排卵和黄体功能不足引起的异常子宫出血,多与下丘脑-垂体-卵巢轴功能异常有关。

(二)病因

1.无排卵性异常子宫出血

因排卵障碍引起的异常子宫出血称为无排卵性异常子宫出血,从青春期到绝经前,女性均可发生。无排卵时卵巢只分泌雌激素,不分泌孕激素。在无孕激素对抗的雌激素长期作用下,子宫内膜增殖变厚。当雌激素水平急速下降时,大量子宫内膜脱落,子宫出血很多,这种情况称为雌激素撤退性出血。在雌激素水平下降幅度小时,脱落的子宫内膜量小,子宫出血也少,这种出血被称为雌激素突破性出血。另外,当增殖变厚的内膜需要更多的雌激素而卵巢分泌的雌激素却未增加使也会出现子宫出血,这种出血也属于激素突破性出血。

2.排卵性异常子宫出血

排卵性异常子宫出血较无排卵性少见,多见于生育期女性。患者有周期性的排卵,主要包括黄体功能不足、子宫内膜不规则脱落和子宫内膜局部异常所致的异常子宫出血。

(三)临床表现

1.无排卵性异常子宫出血

(1)症状:临床上表现为月经周期紊乱,经期长短不一,出血量时多时少。出血少时患者可以没有任何自觉症状,出血多时会出现头晕、乏力心悸等贫血症状。

(2)体征:与出血量多少有关,大量出血导致继发贫血时,患者皮肤、黏膜苍白,心率加快;少量出血无上述体征。妇科检查无异常发现。

2.排卵性异常子宫出血

(1)黄体功能不足:黄体期缩短,常伴不孕或孕早期流产。

(2)子宫内膜不规则脱落:月经周期正常,但经期延长,可长达10天,或伴经量增多。

(3)排卵性月经过多:月经量多,周期正常。

(4)排卵期出血:月经中期或在基础体温开始上升时出现少量阴道流血。

(5)稀发排卵:表现为月经后期、量少。

(四)治疗

1.无排卵性异常子宫出血

根据具体病因选择合适的治疗方案,尽量做到对因治疗,例如,高雄激素血症者首选抗高雄激素治疗,年轻高泌乳素血症者首选多巴胺受体激动剂治疗等。可是大多数患者无法做到对因治疗,只能对症处理。急性出血时以止血为首要治疗,出血停止后应选择适当的孕激素或以孕激素为主的治疗方案调整周期,减少远期并发症的发生;有生育要求者选择促排卵治疗。

2.排卵性异常子宫出血

月经过多可以用止血药、孕激素或口服避孕药;经间出血使用氯米芬促排卵或孕激素治疗;排卵期出血可以用雌孕激素序贯疗法或口服避孕药。

(五)护理评估

1.健康史及相关因素

(1)详细询问发病年龄、月经周期、经期变化、出血持续时间、出血量、出血性质、病程长短及伴随症状,并与发病前月经周期相比较。

(2)了解出血前有无停经,有无早孕反应。

(3)了解有无慢性病如肝病、高血压、血友病等。

(4)了解孕产史、避孕情况,有无不良精神刺激。

(5)了解就诊前是否接受过内分泌治疗,有无感染和贫血征象。

2.症状体征

(1)无排卵性功血:表现为子宫不规则出血,特点是月经周期紊乱,经期长短不一,出血量时多时少。出血多或时间长的患者常伴贫血甚至休克。

(2)有排卵性功血:表现为月经过多或月经间期出血。

3.辅助检查

了解全血细胞计数、凝血功能检查、盆腔B型超声检查、诊断性刮宫、宫腔镜检查、基础体温测定、血清性激素测定等阳性结果。

4.心理和社会支持状况

患者常因害羞或其他顾虑而不及时就诊,随着病程延长并发感染或止血效果不佳,易产生恐惧和焦虑的心理。

(六)护理诊断

1.潜在并发症

贫血、休克等。

2.舒适改变

舒适改变与月经紊乱、性激素治疗的不良反应有关。

3.有感染的风险

感染与子宫不规则出血、出血量多导致严重贫血,机体抵抗力下降有关。

4.焦虑

焦虑与担心疾病性质及治疗效果有关。

(七)护理措施

1.出血护理

护士应密切观察出血量,注意收集会阴垫,准确计算出血量。积极观察药物使用效果:性激素治疗 8 小时内见效,24～48 小时出血基本停止,若 96 小时以上仍不止血,应立即报告医师,及时给予处理。

2.防治休克

对大量出血患者,应快速建立静脉通道,遵医嘱给予输血、补液治疗,维持正常血压并纠正贫血状态。密切观察生命体征变化情况,发现问题,及时报告,及时处理。

3.诊断性刮宫护理

刮宫后注意观察患者阴道出血情况,并嘱患者卧床休息,避免过度疲劳和剧烈运动,保证充分的休息。给予抗生素预防感染,出血时间长者适当应用凝血药物以减少出血量。

4.会阴护理

注意保持会阴部卫生清洁,每日给予会阴擦洗 1 次,出血多时根据病情增加擦洗次数,防止发生感染。

5.预防感染

严密观察与感染有关的征象,如体温、脉搏、子宫体压痛等,检测白细胞计数和分类,同时做好会阴部护理,保持局部清洁。

6.按医嘱使用性激素

(1)按时按量正确服用性激素,保持药物在血中的稳定水平,不得随意停服或漏服。

(2)必须按医嘱规定在血止后才能开始药物减量,每 3 天减量 1 次,每次减量不得超过原剂量的 1/3,直至维持量。

(3)维持量服用时间,通常按停药后发生撤退性出血的时间与患者上一次行经时间相应考虑。

(4)指导患者在治疗期间如出现不规则阴道流血应及时就诊。

7.体温护理

指导患者测基础体温,观察有无排卵性双向曲线。

8.饮食护理

患者体质往往较差,呈贫血貌,应加强营养,改善全身状况,给予含铁剂、维生素 C 和蛋白质较多的饮食。

9.心理护理

鼓励患者表达内心感受,耐心倾听患者的诉说,了解患者的疑虑。向患者解释病情及提供相关信息,帮助患者澄清问题,解除思想顾虑,摆脱焦虑。也可交替使用放松技术,如看电视、听广播、看书等分散患者的注意力。

二、痛经

(一)定义

痛经是指伴随月经的疼痛,分为原发性和继发性两种。原发性痛经是指不伴有其他明显盆腔疾病的单纯性功能性痛经;继发性痛经是指因盆腔器质性疾病导致的痛经。

(二)病因

原发性痛经的发病原因尚不清楚,研究发现原发性痛经发作时有子宫收缩异常,而造成收缩异常的原因有局部前列腺素、白三烯类物质、血管升压素、催产素的增高等。继发性痛经多发生在月经初潮若干年后的育龄妇女,子宫内膜异位症、子宫腺肌病、子宫肌瘤、子宫畸形等均可引起继发性痛经。

(三)临床表现

疼痛发生在月经来潮前后来潮后,在月经期的 48～72 小时持续存在,疼痛呈痉挛性,集中在下腹部,有时伴有腰痛,严重时伴有恶心、呕吐、面色苍白、出冷汗等,影响日常生活和工作。

(四)治疗

对痛经患者尤其是青春期少女,必须进行有关月经的生理知识教育,消除对其月经的心理恐惧。痛经时可卧床休息,热敷下腹部,还可用非特异性的止痛药。药物治疗主要包括前列腺素合成酶抑制剂、避孕药物。还可采用物理治疗、中药治疗。对原发性痛经药物治疗无效的顽固性病例,可采用骶前神经切切除术,效果良好,但有并发症。

(五)护理评估

1.健康史及相关因素

了解年龄、月经史、婚育史、诱发痛经的因素、疼痛与月经的关系,以及疼痛发生的时间、部位、性质、程度、伴随症状及用药情况等。

2.症状体征

月经期下腹痛,以坠痛为主,重者呈痉挛性。可伴随恶心、呕吐、头晕、乏力等症状,严重时面色苍白、出冷汗。

3.辅助检查

妇科检查无阳性体征,可做超声检查、腹腔镜检查、宫腔镜检查等。

4.心理和社会支持状况

评估有无因疼痛引起的心理反应,有些患者对疼痛较为敏感,反应强烈,甚至出现神经质的性格。

(六)护理诊断

1.舒适的改变:恶心、呕吐

恶心、呕吐与痛经有关。

2.疼痛

疼痛与月经期子宫痉挛性收缩有关。

3.恐惧

恐惧与长时期痛经症状造成的精神紧张有关。

(七)护理措施

1.一般护理

经期疼痛明显时应多卧床休息,避免剧烈运动,注意经期卫生。

2.对症护理

(1)腹部热敷和进食热饮,有助于缓解疼痛。

(2)疼痛剧烈者,要注意观察患者的面色、脉搏、血压及出汗等情况,如患者出现面色苍白,出冷汗,脉搏细弱,血压下降,应立即取平卧位,给予保暖,及时报告医师并协助急救。

（3）增加营养,如多补充蛋白质、维生素、铁剂等,忌食辛辣、生冷、酸涩等刺激性食物。疼痛伴有呕吐者,可给予生姜红糖茶热服。

3.治疗护理

（1）治疗原则:以对症治疗为主。疼痛难忍时可使用镇痛、镇静、解痉药。口服避孕药物有治疗痛经的作用。未婚少女可行雌激素、孕激素序贯疗法减轻症状。

（2）治疗配合:疼痛不能忍受时,可按医嘱给解痉止痛药,如阿托品等。如每次月经期都习惯性服用止痛药,应防止药物依赖性和成瘾性。痛经妇女可按医嘱给予口服避孕药和前列腺素合成酶抑制剂(如布洛芬)。观察用药后的反应。

4.心理护理

消除患者对疼痛的恐惧心理,安定情绪,避免急躁、忧郁,保持心情愉快,为患者讲解有关痛经的生理知识。

三、闭经

(一)定义

任何因素导致的月经从未来潮或月经来潮后异常停止称之为闭经,可分为生理性闭经和病理性闭经。本部分主要介绍病理性闭经。

(二)病因

以下按闭经发生的部位概述导致闭经的原因。

1.子宫或下生殖道闭经

子宫是形成月经的器官,由于先天的子宫缺如、发育异常或后天损伤导致其对卵巢性激素无反应,不能周期性发生内膜增殖和分泌期变化,导致闭经。该类型的闭经通常生殖内分泌正常,第二性征正常。

2.卵巢性闭经

卵巢性闭经是由于卵巢先天性发育异常或后天因素导致功能过早衰退,雌、孕激素等卵巢激素水平下降,卵泡刺激素(FSH)和黄体生成素(LH)反馈性升高。

3.垂体性闭经

垂体的器质性病变或功能失调均可导致月经紊乱或闭经。

4.下丘脑性闭经

下丘脑性闭经是指包括中枢神经系统、下丘脑疾病或功能紊乱引起的促性腺激素释放激素(GnRH)脉冲分泌异常或分泌不足导致的闭经。其原因分为先天性因素和后天性因素,先天性因素包括下丘脑 GnRH 神经元先天性发育异常导致的功能低下,如卡尔曼综合征特发性低促性腺素性腺功能低下;后天因素主要是环境因素、精神心理因素、营养、运动等导致的继发性低促性腺素性腺功能低下。

(三)临床表现

1.症状

闭经是主要的症状。

2.体征

(1)全身检查:注意发育、营养、胖瘦及智力等情况;测体质量及身高;注意四肢、躯干的比例;检查第二性征发育程度;检查毛发多少及分布;检查乳房发育,轻挤乳房,观察有无泌乳。

(2)妇科检查:注意有无生殖道先天性畸形,外生殖器发育情况,阴蒂是否肥大,子宫及卵巢是否增大,子宫附件处有无包块或结节等。

(四)治疗

引起闭经的原因复杂多样,有先天和后天因素,更有功能失调和器质性因素之分,因此治疗上要按照患病病因制订出不同的治疗方案,病因治疗和激素补充治疗相结合。全身治疗和心理调节对闭经患者十分必要。

(五)护理评估

1.健康史及相关因素

(1)了解有无先天性缺陷。

(2)详细询问月经史,包括初潮年龄、第二性征发育情况、月经周期经期、经量、闭经前月经情况、闭经期限及伴随症状等。

(3)了解有无精神因素、环境改变、体重增减、疾病及用药影响等诱因。

2.症状体征

无月经或月经停止。

3.辅助检查

了解妇科检查、子宫功能检查(诊断性刮宫、子宫输卵管碘油造影、子宫镜检查、药物撤退试验)、卵巢功能检查(基础体温测定、阴道脱落细胞检查、宫颈黏液结晶检查、激素测定、B型超声监测、卵巢兴奋试验)、垂体功能检查(血催乳素、FSH、LH放射免疫测定、垂体兴奋试验及其他)等阳性结果。

4.心理和社会支持状况

评估有无心理压力,患者常表现为情绪低落,对治疗和护理丧失信心。

(六)护理诊断

1.功能障碍性悲哀

功能障碍性悲哀与长期闭经及治疗效果不明显有关。

2.焦虑

焦虑与不了解疾病发展结果,不了解诊断结果出现精神上的紧张,缺乏安全感有关。

3.恐惧

恐惧与不了解检查方法和检查结果,使患者有风险感有关。

4.自尊紊乱

自尊紊乱与不能正常每月经来潮而出现自我否定有关。

(七)护理措施

1.一般护理

(1)环境空气新鲜,整洁安静,避免强烈的噪声刺激。

(2)适当进行体育锻炼,增强体质。

(3)供给患者足够的营养。

(4)注意个人卫生,保持外阴清洁,防止感染。

2.治疗护理

(1)纠正全身健康情况:①增加营养,调配及增加维生素丰富食物;②避免精神紧张,消除不良刺激;③保持情绪稳定,对精神、神经不稳定者,可酌情使用自主神经阻断剂或精神安定剂。

(2)病因治疗:找到引起闭经的器质性疾病给予恰当治疗。例如结核性子宫内膜炎者即给予抗结核治疗。

(3)激素治疗:对先天性卵巢发育不良或卵巢功能受损或破坏以致早衰者可用性激素替代疗法。一般应用性激素人工周期疗法。①小剂量雌激素周期治疗;②雌、孕激素序贯疗法;③雌、孕激素合并治疗;④诱发排卵,常用氯米芬、黄体生成激素释放激素(LHRH 或 GnRH)、HCG 和小剂量雌激素-孕激素序贯疗法。指导患者正确合理用药,向患者讲解性激素治疗的作用、具体用药方法、剂量及不良反应,帮助患者了解药物的撤退性出血。指导患者严格按医嘱准时服药,不能随意增量、减量或停药,并注意观察使用性激素后的不良反应。

(4)情感支持:一些侵入性的检查操作会对人的整体感产生威胁,使患者有恐惧感,护士应给予情感上的支持。建立信任的护患关系,仔细耐心解说病情,消除心理压力,利于治疗。鼓励患者说出自己的感受及对疾病看法,并随时帮助患者澄清错误观念。

(5)降低焦虑水平:评估患者的焦虑水平(程度)按低度、中度、重度和极重度分级;提供安全舒适的环境,与患者进行沟通交流;解释疾病可能的发生发展,进行知识宣教;指导应用放松疗法。

第三节　生殖系统肿瘤的护理

一、子宫肌瘤

(一)定义

子宫肌瘤是女性生殖系统最常见的良性肿瘤,由平滑肌及结缔组织组成。多见于 30～50 岁女性。

(二)病因

确切病因尚未明确,可能与正常肌层的体细胞突变、性激素及局部生长因子间的相互作用有关。

(三)临床表现

多无明显症状,仅在体检时偶然发现。症状与肌瘤部位、大小、有无变性相关。常见症状如下。

1.经量增多及经期延长

多见于大的肌壁间肌瘤及黏膜下肌瘤者,肌瘤使宫腔增大、子宫内膜面积增加,并影响子宫收缩可有经量增多、经期延长等症状。此外肌瘤可能使肿瘤附近的静脉受挤压,导致子宫内膜静脉丛充血与扩张,从而引起月经过多。黏膜下肌瘤伴坏死感染时,可有不规则阴道流血或血样脓性排液。长期经量增多可导致继发贫血、乏力、心悸等症状。

2.下腹包块

肌瘤初起时腹部摸不到肿块,当肌瘤逐渐增大使子宫超过 3 个月妊娠大小较易从腹部触及。肿块居下腹正中部位,实性、可活动、无压痛、生长缓慢。巨大的黏膜下肌瘤脱出阴道外,患者可因外阴脱出肿物来就医。

3.白带增多

肌壁间肌瘤使宫腔面积增大,内膜腺体分泌增多,并伴有盆腔充血致使白带增多;子宫黏膜下肌瘤一旦感染可有大量脓样白带,如有溃烂、坏死、出血时可有血性或脓血性恶臭的阴道溢液。

4.压迫症状

子宫前壁下段肌瘤可压迫膀胱引起尿频、尿急；子宫颈肌瘤可引起排尿困难、尿潴留；子宫后壁肌瘤（峡部或后壁）可引起下腹坠胀不适、便秘等症状。阔韧带肌瘤或宫颈巨型肌瘤向侧方发展嵌入盆腔内压迫输尿管使上泌尿路受阻，形成输尿管扩张甚至发生肾盂积水。

5.其他

常见下腹坠胀、腰酸背痛，经期加重。黏膜下肌瘤、引起宫腔变形和压迫输卵管的肌瘤可引起不孕或流产。肌瘤红色变性时有急性下腹痛，伴呕吐、发热及肿瘤局部压痛；浆膜下肌瘤蒂扭转可有急性腹痛；子宫黏膜下肌瘤由宫腔向外排出时也可引起腹痛。

(四)治疗

治疗应根据患者年龄、生育要求、症状及肌瘤的部位全面考虑。无症状或症状轻微的患者，一般不需要治疗，特别是近绝经期的女性。若肌瘤明显增大或出现症状，可考虑进一步治疗。症状轻，近绝经年龄或全身情况不宜手术者或在手术前控制肌瘤的大小以减少手术难度，可给予药物对症治疗。对月经过多继发贫血，有膀胱、直肠压迫症状或肌瘤生长较快疑有恶变者，保守治疗失败或反复流产排除其他原因者，可采用手术治疗。

(五)护理评估

1.健康史及相关因素

月经史、生育史、是否有（因子宫肌瘤所致的）不孕或自然流产史。是否存在长期使用女性性激素的诱发因素，了解发病后月经变化情况及伴随情况。

2.症状、体征

多数患者无明显症状或没有自觉症状，只有半数患者有症状，且与肌瘤生长的部位、大小，数目有关。评估是否有月经改变、下腹部肿块、白带增多、腹痛、腰酸、下腹坠胀、压迫症状及不孕或流产等。

3.辅助检查

妇科双合诊或三合诊检查、B超、内镜检查等。

4.心理和社会支持状况

常表现恐惧、不安,迫切需要咨询指导。

(六)护理诊断

1.知识缺乏

患者对疾病不了解,缺乏对疾病的正确认识,而不重视随访观察,不配合治疗方案。

2.焦虑

焦虑与担心肌瘤恶变、害怕手术有关。

3.有感染的风险

感染与失血、手术、机体抵抗力下降有关。

4.潜在并发症

贫血。

(七)护理措施

1.一般护理

患者应注意休息,避免劳累,保证充足睡眠。加强营养,尤其是贫血的患者应从饮食中补充营养物质,多食含蛋白质、铁丰富的食物,如动物肝脏、瘦肉、蛋类、海带、紫菜、菠菜、豆类、黑木耳、藕粉、枣。保持外阴清洁,防止感染。

2.药物治疗护理

(1)雄激素:可对抗雌激素,使子宫内膜萎缩,并能促进子宫收缩,减少出血。常用丙酸睾酮 25 mg,肌内注射,出血期每日 1 次,连用 3 日,以后每 5 日 1 次;也可用甲睾酮 5 mg 舌下含服,每日 2 次,连续 20 日为 1 个疗程。注意每月总剂量不超过 300 mg,以免引起男性化。

(2)促性腺激素释放激素类似物(GnRH-a):如亮丙瑞林能降低雌激素水平,使肌瘤缩小或消失。用药超过 6 个月,可因雌激素下降而导致围绝经期综合征表现,如出现潮热、急躁、阴道干涩等,应避免长期用药。

(3)抗孕激素药物:如米非司酮与孕激素竞争受体,拮抗孕激素。每日 12.5 mg 口服,连服 3 个月。不宜长期服用,避免抗糖皮质激素作用。

(4)按医嘱给予止血药和子宫收缩剂止血,对贫血者遵医嘱补充铁剂。对应用激素治疗的患者,应讲明药物作用原理、剂量、用药方法、可能出现的不良反应及应对措施,告之服药过程中不能擅自增减药量,以免出现撤药性出血或男性化。

3.手术治疗护理

协助选择手术方式。

(1)肌瘤切除术:适用于 35 岁以下有生育要求、希望保留子宫者。可经腹或经腹腔镜下切除肌瘤;黏膜下肌瘤可经阴道或宫腔镜切除。术后复发率为 50%,约 1/3 的患者需再次手术。

(2)子宫切除术:适用于肌瘤较大、症状明显、不需保留生育功能或怀疑有恶变者,有子宫全切术或子宫次全切术。根据不同的手术方式,做好不同的术前、术后护理,术后尤其应注意阴道残端出血情况的观察及护理。

(3)阴道手术后的特殊护理:保持外阴清洁,每日外阴擦洗 2 次,大小便后随时擦洗;伤口处可用红外线照射,保持伤口干燥,促进血液循环,有利于创面的愈合;阴道内填塞的止血纱布需在术后 24 小时内取出,注意清点纱布数量,并观察有无出血;术后 5 天内为少渣半流质饮食,每日服用肠道抗生素;术后第 5 天口服液状石蜡,软化大便,保持大便通畅。

4.心理护理

给患者及家属讲解有关疾病的知识,使患者确信子宫肌瘤为良性肿瘤,不是恶性肿瘤的先兆。让患者及家属了解手术的必要性,纠正错误认识,使其消除顾虑。

二、子宫颈癌

(一)定义

子宫颈癌习称宫颈癌,是最常见的妇科恶性肿瘤,高发年龄为

50～55 岁。

(二)病因

对子宫颈癌的研究,主要包括两个方面:一是行为危险因素,如性生活过早、多个性伴侣、多孕多产、社会经济地位低下、营养不良等;二是生物学因素,包括细菌、病毒和衣原体等各种微生物的感染。在宫颈癌病因学取得突破性进展的是明确人乳头瘤病毒是宫颈癌发生的必要条件。

(三)临床表现

1.症状

原位癌与微小浸润癌常无任何症状。宫颈癌患者主要症状是阴道分泌物增多、阴道流血,晚期患者可同时表现为疼痛等症状,其表现的形式和程度取决于临床期别、组织学类型、肿块大小和生长方式等。

(1)阴道分泌物增多:是宫颈癌最早出现的症状,大多为稀薄、可混有淡血性的。若合并感染,可有特殊的气味。

(2)阴道流血:是宫颈癌最常见的症状。早期患者大多表现为间歇性、无痛性阴道流血,或表现为性生活后及排便后少量阴道流血。晚期患者可表现长期反复的阴道流血。量也较前增多。若侵犯大血管,可引起致命性大出血。由于长期反复出血,患者常可合并贫血症状。

(3)疼痛:是晚期宫颈癌患者的症状。产生疼痛的原因主要是癌肿侵犯或压迫周围脏器、组织或神经所致。

(4)其他症状:主要取决于癌灶的广泛程度及所侵犯脏器。癌肿压迫髂淋巴、髂血管使回流受阻,可出现下肢水肿。侵犯膀胱时,可引起尿频、尿痛或血尿,甚至发生膀胱阴道瘘。如两侧输尿管受压或侵犯,严重者可引起无尿及尿毒症,是宫颈癌死亡的原因之一。当癌肿压迫或侵犯直肠时,出现里急后重便血或排便困难,甚至形成直肠阴道瘘。

2.体征

宫颈原位癌、微小浸润癌和部分早期浸润癌患者局部可无明显病灶,宫颈光滑或为轻度糜烂。随宫颈浸润癌生长发展可出现不同体征,外生型者宫颈可见菜花状赘生物,组织脆易出血。内生型者由于癌细胞向周围组织生长,浸润宫颈管组织,使宫颈扩张,从而表现为宫颈肥大、质硬和颈管膨大。无论是外生型或内生型,当癌灶继续生长时,其根部血管被浸润,部分组织坏死脱落,形成溃疡或空洞。阴道壁受侵时可见赘生物生长。宫旁组织受侵时,盆腔三合诊检查可扪及宫旁组织增厚或结节状或形成冰冻骨盆。晚期患者可扪及肿大的锁骨上和腹股沟淋巴结,也有患者肾区叩痛阳性。

(四)治疗

可根据患者的临床分期、年龄、全身情况、生育要求以及医院的设备和医疗技术水平等因素,综合分析后确定个体化治疗方案。目前主要采用以手术和放疗为主、化疗为辅的综合治疗。

1.手术治疗

主要适用于早期、无手术禁忌证的宫颈癌患者。

(1)宫颈原位癌一般主张行全子宫切除术。如果患者有生育要求,也可在充分与患者及家属沟通的前提下,行宫颈锥形切除术,术后密切定期随访。

(2)Ⅰa～Ⅱa期患者多采用根治性子宫切除术及盆腔淋巴结切除术。由于宫颈癌较少发生卵巢转移,因此卵巢无病变的年轻患者可保留双侧或单侧卵巢。

2.放射治疗

放射治疗简称放疗,可用于宫颈癌各期患者。临床上主要用于有手术禁忌证、年老或晚期不能手术以及术后需做补充治疗的患者。

3.化疗

主要适用于晚期或有复发转移的患者,也可用于手术或放疗的辅助治疗。

(五)护理评估

1.健康史及相关因素

不良婚育史、性生活史、与高危男子有性接触病史。

2.症状体征

评估是否有点滴样出血或因性交、阴道灌洗、妇科检查而引起接触性出血,出血多可致贫血;了解患者阴道分泌物是否增多,是否稀薄如水样,是否有腥臭味,是否出现大量脓性或米泔样恶臭白带;晚期有消瘦、贫血、发热等全身衰竭症状。

3.辅助检查

包括盆腔检查、子宫颈刮片细胞学检查、碘试验、阴道镜检查、宫颈和宫颈管活体组织检查、宫颈锥切术等。其中子宫颈刮片细胞学检查是普查常用的方法,也是目前发现宫颈癌前病变和早期宫颈癌的主要方法。通常采用巴氏 5 级分类法报告检查结果:Ⅰ级正常,Ⅱ级炎症,Ⅲ级可疑,Ⅳ级可疑阳性,Ⅴ级阳性。

4.心理和社会支持状况

患者早期表现为震惊、恐惧,后期表现为否认愤怒、忧郁接受等心理。

(六)护理诊断

1.恐惧

恐惧与担心疾病预后有关。

2.知识缺乏

缺乏疾病相关知识和手术相关知识。

3.疼痛

疼痛与晚期癌浸润或手术后创伤有关。

4.排尿障碍

排尿障碍与宫颈癌根治术后影响膀胱功能有关。

(七)护理措施

1.饮食护理

为增强患者抗病能力,提高免疫功能,应尽可能地补给营养物质,蛋白质、糖类、脂肪维生素等合理食用。当患者阴道出血多时,应服用具有补血、止血功能的食物,如藕、薏苡仁、山楂、黑木耳、乌梅等。当患者白带较多且有腥臭味时,忌食生冷、难消化的食物,宜食清淡利湿之品,如薏苡仁、赤小豆等。晚期的患者应进食高蛋白、高热量的食物,以保证充足的营养摄入。

2.个人卫生护理

教会患者每天用流动温水清洗会阴 2 次,嘱勤换会阴垫及内裤。

3.术前护理

按照腹部及阴道手术患者常规进行护理。

4.术后护理

(1)留置引流的护理:保持引流管通畅,记录引流液及尿液的色、质、量,有异常及时告知医师。妥善固定引流管,防止脱出。

(2)预防感染:每日进行会阴冲洗,保持外阴清洁;遵医嘱应用抗生素,做好宣教;减少人员探视,保持病室环境整洁。

(3)患者安全的管理:术后卧床期间协助其定时翻身,减少局部受压;协助患者下床活动。

(4)加强营养:予以静脉营养时,保持静脉通路的通畅,记录 24 小时出入量,指导患者的过渡饮食,增加高蛋白、高能量、高维生素饮食。

(5)膀胱功能的锻炼:拔除尿管前遵医嘱予以宣教,定时夹闭尿管锻炼膀胱功能。

5.心理护理

提供疾病相关知识,给予情感支持,多与患者沟通,了解其心理活动,与患者共同讨论疾病相关问题,解除其疑虑,缓解其不安情绪,帮助患者增强治疗疾病的信心。年轻有生育要求的患者,疾病对其心理影响更大,对于此类患者,要向其解释目前根据疾病分期情况,有相应的治疗方案。

三、子宫内膜癌

(一)定义

子宫内膜癌是一组来源于子宫内膜的上皮性恶性肿瘤,多来源于子宫内膜腺体上皮,是女性生殖系统三大恶性肿瘤之一,与社会经济水平、饮食环境密切相关。

(二)病因

子宫内膜癌的确切病因仍不清楚,可能与下列因素有关。

1.雌激素对子宫内膜的长期持续

刺激与无排卵性功血、多囊卵巢综合征、功能性卵巢肿瘤、绝经后长期服用雌激素而无孕酮拮抗有关。

2.与子宫内膜增生过长有关

国际妇科病理学协会将子宫内膜增生过长分为单纯型、复杂型与不典型增生过长。单纯型增生过长发展为子宫内膜癌约为 1%；复杂型增生过长约为 3%；而不典型增生过长发展为子宫内膜癌约为 30%。

3.体质因素

内膜癌易发生在肥胖、高血压、糖尿病、未婚、少产的妇女。这些因素是内膜癌高危因素。

4.绝经后延

绝经后延妇女发生内膜癌的危险性增加 4 倍。内膜癌患者绝经年龄比一般妇女平均晚 6 年。

5.遗传因素

约 20% 内膜癌患者有家族史。内膜癌患者近亲有家族肿瘤史者比宫颈癌患者高 2 倍。

(三)临床表现

异常子宫出血是子宫内膜癌典型的临床表现,围绝经期及绝经后妇女异常子宫出血尤应引起重视,及时进行内膜癌筛查。

1.异常子宫出血

子宫内膜癌患者 75%～90% 存在异常子宫出血。绝经后出血患者中 3%～20% 存在子宫内膜癌。既往月经规律,近 3～6 个月内出现经间期出血,月经周期缩短或延长(<21 天或>+35 天),出血量增多,出血时间延长(>7 天)等情况均应进行内膜癌筛查。

2.阴道排液

可为血性、浆液性分泌物,合并感染时出现脓性分泌物。

3.下腹疼痛

可因肿瘤合并感染或晚期肿瘤浸润周围组织或压迫神经出现下腹部疼痛及腰骶部疼痛。晚期可出现贫血、消瘦及恶病质等症状。

4.子宫颈脱落细胞学检查异常

宫颈脱落细胞学检查发现腺癌或非典型腺体细胞时应通过子宫内膜活检及颈管内活检进一步检查。

5.影像学检查异常

部分患者因其他原因进行超声、CT 或 MRI 检查时发现子宫内膜增厚或占位,即使患者无其他症状体征,也应对子宫内膜进行进一步评估。

6.手术切除子宫病理检查异常

发现患者因其他疾病或子宫内膜增生过长接受全子宫切除术,术后病理检查发现子宫内膜癌。诊刮发现子宫内膜不典型性增生患者 25%～40% 在切除子宫后发现同时存在子宫内膜癌。对这部分患者应进一步评估内膜癌子宫外转移的可能性。

(四)治疗

子宫内膜癌治疗参照 NCCN 指南及 FIGO 指南。以手术、放疗、化疗和内分泌治疗为主要治疗方法。根据患者病理类型、病变范围、一般情况、年龄、生育要求等因素进行综合评估,制订个体化治疗方案。

(五)护理评估

1.健康史及相关因素

询问近亲家属中是否有乳腺癌、子宫内膜癌等肿瘤病史;使用激素治疗效果不佳的月经失调史;注意高危因素如老年、肥胖绝经期推迟、少育、不育及是否用过雌激素补充治疗等。

2.症状、体征

评估阴道流血情况。一般不规则阴道流血最为常见,绝经后阴道流血是典型症状;评估患者是否伴有异常阴道排液,如浆液性或浆液血性白带;评估晚期有没有伴随全身症状,如贫血、消瘦、恶病质、发热及全身衰竭等。

3.辅助检查

妇科检查、分段诊断性刮宫、细胞学检查、宫腔镜检查、B超检查等。

4.心理和社会支持状况

常常表现为焦虑、恐惧不安的心理,迫切需要咨询指导,同时又会担心影响自身形象和夫妻关系。

(六)护理诊断

1.恐惧

恐惧与担心疾病预后有关。

2.知识缺乏

缺乏疾病相关知识和手术相关知识。

3.疼痛

疼痛与晚期癌浸润或手术后创伤有关。

4.排尿障碍

排尿障碍与术后影响膀胱功能有关。

(七)护理措施

1.一般护理

指导患者进食高蛋白、富含维生素等含营养素全面、丰富的食物,增强机体抗病能力,出现恶病质时,应加强观察,记录出入量,按医嘱补液。阴道排液多,应取半卧位,注意会阴部卫生,每日冲洗外阴1~2次,便器床旁隔离消毒,防止交叉感染。

2.手术治疗护理

给予妇科腹部手术护理常规及宫颈癌护理常规,同时执行以下护理措施:术后6~7日阴道残端缝合线吸收或感染可致残端出血,须密切观察并记录出血情况,嘱患者卧床休息,减少活动。

3.药物治疗护理

(1)孕激素治疗:①对晚期或复发癌患者、不能手术切除、年轻、癌变早期、要求保留生育功能的患者,可采用孕激素(醋酸甲羟孕酮、己酸孕酮、甲羟孕酮)治疗。②因孕激素用药剂量大,至少用

10～12周才能评价疗效,需告知患者耐心配合治疗。③应告知患者药物名称、口服用药的时间、剂量及不良反应。④注意观察药物不良反应,主要表现为水钠潴留、水肿、药物性肝炎等,停药后逐渐好转。

(2)抗雌激素制剂治疗:①抗雌激素制剂(他莫昔芬,TMX)治疗子宫内膜癌,其适应证与孕激素治疗相同。②应告知患者药物名称、口服用药的时间、剂量及不良反应。③注意观察药物不良反应,表现为潮热、畏寒、急躁等类似围绝经期综合征的症状;骨髓抑制表现为白细胞、血小板计数下降;其他不良反应可有头晕、恶心、呕吐、不规则阴道少量出血、闭经等。

4.盆腔放疗护理

晚期不能手术或治疗后复发者可考虑使用化疗。

(1)放疗前应灌肠并留置导尿管,以保证肠道、膀胱空虚状态,避免放射性损伤。

(2)在腔内放置放射源期间,需保证患者绝对卧床,应教会患者在床上运动肢体的方法,以避免发生长期卧床并发症。

(3)在取出放射源后,鼓励患者渐进性下床活动及逐渐恢复生活自理。

5.心理护理

鼓励患者及家属说出疑虑,提供针对性指导,增强治疗信心。

四、卵巢肿瘤

(一)定义

卵巢肿瘤是常见的女性生殖器官肿瘤,可发生于任何年龄,组织学类型复杂。卵巢上皮肿瘤好发于50～60岁女性,卵巢生殖细胞肿瘤多见于30岁以下年轻女性。卵巢恶性肿瘤是妇科常见的三大恶心肿瘤之一。

(二)病因

目前对卵巢肿瘤的病因认识还不完全清楚,可能与内分泌因素、个体因素、盆腔污染学说和化学致癌物质因素、病毒因素、遗传与免疫因素有关。

(三)临床表现

卵巢良性肿瘤早期体积小,多无症状,可在妇科检查中偶然扪及。伴随体积增至中等大小时,患者可感轻度腹胀,或腹部触及肿块。妇科检查时,在子宫一侧或双侧触及肿块,囊性,边界清,表面光滑,活动好,与周围无粘连。若体积增长充满整个盆、腹腔,可出现压迫症状,如尿频、便秘、气急、心悸等,查体可见腹部膨隆,叩诊呈实音,无移动性浊音。

1.腹胀和下腹不适感

随着肿瘤逐渐长大,由于肿瘤本身的体积、重量及受肠蠕动及体位的影响,使肿瘤在盆腔内移动时牵拉,产生腹胀和不适感。合并大量腹水时亦可发生此症状。

2.腹部包块

肿瘤增大,患者可于腹部自觉肿块。良性肿瘤边界清楚,妇检于子宫一侧触及块物,多为囊性,可活动,与子宫无粘连;恶性肿瘤则为实性或囊实性居多,表面不规则,有结节,周围有粘连或固定。

3.腹痛

如肿瘤无并发症,极少疼痛。肿瘤迅速长大,包膜破裂或由于外力导致肿瘤破裂,囊液进入腹腔,刺激腹膜引起剧烈腹痛,妇科检查可见腹部压痛伴肿瘤缩小或消失;患者若突然改变体位,或肿瘤与子宫位置相对改变发生蒂扭转时,可有腹痛、恶心、呕吐等症状;肿瘤感染时则有发热、腹痛等症状。

4.压迫症状

肿瘤长大压迫盆腹腔内脏器,则出现相应压迫症状。如压迫横隔,则有呼吸困难及心悸;盆腔脏器受压,则因脏器不同而有不同症状,如膀胱受压致尿频、排尿困难或尿潴留,压迫直肠可致排便困难或便秘等;巨大肿瘤充满整个腹腔,可影响静脉回流,致腹壁及双下肢水肿。

5.腹水

多并发于恶性卵巢肿瘤,尤其是有腹膜种植或转移者。腹水一般呈黄色、黄绿色,或带红色甚至明显的血性,有时由于混有黏液或瘤内容物而混浊。卵巢纤维瘤是一种良性卵巢肿瘤,常并发腹水或胸腔积液,即梅格斯综合征,切除肿瘤后,胸腔积液及腹水多自然消失。

6.不规则阴道流血

卵巢上皮性肿瘤不破坏所有的正常卵巢组织,故大部分患者无月经紊乱,少数患者可出现月经改变、绝经后阴道出血等症状。而功能性卵巢肿瘤可出现雌激素过多引起月经紊乱。

7.性激素紊乱

功能性卵巢肿瘤分泌雌激素过多时,可引起性早熟、月经失调或绝经后阴道流血;睾丸母细胞瘤等分泌雄激素肿瘤,可使患者出现男性化体征,如多毛、痤疮、声音变粗等。

8.癌浸润和转移症状

肿瘤浸润或压迫周围组织器官出现腹壁和下肢的水肿,大小便不畅和下坠、腰痛;转移至大网膜、肠管,可粘连形成腹部肿块或肠梗阻;侵犯盆壁,累及神经时可出现疼痛并向下肢放射;远处转移可出现相应症状,如肺转移可出现咳嗽、咳血、胸腔积液;骨转移可造成转移灶局部剧痛,肠道转移可有便血,严重的可造成肠梗阻;脑转移可出现神经症状等。

9.恶病质

晚期患者可出现显著消瘦、贫血及严重衰竭等恶病质表现。

(四)治疗

1.卵巢良性肿瘤

一旦明确诊断,应进行手术治疗。根据患者年龄、生育要求及对侧卵巢情况决定手术范围。

(1)怀疑为卵巢瘤样病变且直径＜5 cm者,可进行短期随访观察。

(2)双侧良性卵巢肿瘤者可行肿瘤剥除术。

(3)年轻卵巢肿瘤患者、单侧良性卵巢肿瘤者可行患侧卵巢剥除术或患侧卵巢切除术。

（4）老年卵巢肿瘤患者可行单侧附件切除术或子宫全切及双侧附件切除术。

手术中切下的卵巢肿瘤标本应剖开观察，判断其性质，怀疑恶性时需进一步做病理检查确诊。

2.卵巢恶性肿瘤

治疗原则是手术为主、辅以化疗和放疗等综合治疗措施。疾病预后与分期、病理类型及分级、年龄等有关。手术病理分期越早，预后越好；残存肿瘤越少，预后越好。

3.卵巢肿瘤并发症

（1）蒂扭转一经确诊，应立即手术。

（2）破裂：疑卵巢肿瘤破裂时应立即进行剖腹探查手术，彻底清洗盆腹腔，收集清洗液并行涂片细胞学检查，切除的标本送病理学检查。

（3）感染：抗感染治疗后手术。

（4）恶变：怀疑恶变时应尽早手术。

（五）护理评估

1.健康史及相关因素

询问月经、婚育史；是否有不孕或自然流产史；是否有长期使用雌激素的诱发因素。

2.症状、体征

评估是否出现腹部疼痛不适、腹胀、腹部肿块及腹水，甚至伴随出现膀胱、直肠等压迫症状，以及营养消耗、食欲下降等恶性肿瘤的症状。良性肿瘤如无并发症极少疼痛，若出现突发腹痛，多系卵巢肿瘤蒂扭转所致。

3.辅助检查

包括妇科检查、B超检查腹腔镜检查、细胞学检查、细针穿刺活检、放射学诊断肿瘤标志物。其中肿瘤标志物可用于辅助诊断及病情监测，主要有血清 CA125、血清甲胎蛋白（AFP）、血癌胚抗原（CEA）、血清 HCG 及性激素测定等。

4.心理和社会支持状况

患者常会产生极大的压力,在整个治疗过程中焦虑和恐惧等心理挫折始终较重,迫切需要相关信息支持。

(六)护理诊断

1.焦虑/恐惧

焦虑/恐惧与担心病情、预后、手术有关。

2.营养失调:低于机体需要量

低于机体需要量与癌症慢性消耗、化疗、手术创伤有关。

3.有感染的风险

感染与机体抵抗力低、手术、化疗有关。

(七)护理措施

1.一般护理

提供安静、舒适、整洁的环境,避免各种刺激。鼓励进食高蛋白、高热量、富含维生素、易消化的食物,必要时静脉补充营养,如输血、白蛋白、氨基酸等。若卵巢肿瘤过大或伴有大量腹水时,指导采取舒适的体位(如侧卧位、半卧位),并提供优质生活护理。

2.术前护理

给予妇科腹部手术护理常规和宫颈癌护理常规,同时执行以下护理措施。

(1)协助检查治疗。

(2)向患者及家属介绍手术经过、检查项目,以及护理操作目的、方法,以取得配合。

(3)腹腔穿刺放液者的护理:①备齐腹腔穿刺用物。②操作过程中严密观察记录患者生命征变化,观察患者有无头晕、恶心、心悸、虚弱感等反应。记录腹水性质及量。③一次放液不宜>3 000 mL。④放液速度宜慢,后用腹带包扎,发现不良反应立即报告医师。

(4)保证手术能够按时实施的护理:①评估患者血糖变化,控制血糖<8 mmol/L。②评估患者血压和心脏功能,保护肝肾功能。③术前3日开始肠道准备,给予少渣、半流质饮食,遵医嘱给予肠道抑菌剂和导泻剂。术前1日晚清洁灌肠,保证肠道清洁。

④巨大肿瘤或大量腹水者应备沙袋术后加压腹部,预防腹压骤降腹腔充血,出现虚脱。⑤将化疗药物带入手术室,以备术中置于腹腔。⑥术日晨访视患者,监测生命体征,评估肠道准备情况,安慰鼓励患者。

3.术后护理

(1)卧位与活动:术后平卧6小时,头偏向一侧,根据麻醉情况和病情及时改为半卧位,鼓励患者活动肢体。

(2)保持输液通畅,做好用药观察及宣教。

(3)氧气吸入:遵医嘱给予持续低流量吸氧。

(4)了解手术、麻醉方式及患者术中生命体征状况、出血量等,以指导术后护理。

(5)观察生命体征、心电监护、血氧饱和度监测情况。

4.心理护理

(1)了解患者疑虑与需求,并耐心解答。对患者得知病情后的情绪反应表示理解、同情,鼓励其表达、宣泄自己的感受。

(2)鼓励家属照顾患者,增强家庭的支持作用。

第四节　生殖器官发育异常及损伤的护理

一、阴道发育异常

(一)定义

阴道发育异常患者在青春期前一般无症状,多在青春期因原发性闭经、腹痛、婚后性生活困难等原因就医时被确诊,常见的阴道发育异常包括先天性无阴道、阴道闭锁、阴道横隔和阴道纵隔。

(二)病因

1.先天性无阴道

双侧副中肾管发育不全,或双侧副中肾管尾端发育不良,多合并无子宫,或仅有痕迹子宫。

2.阴道闭锁

尿生殖窦未参与形成阴道下段。

3.阴道横隔

两侧副中肾管会合后的尾端与尿生殖窦相接处未贯通或部分贯通。

4.阴道纵隔

两侧副中肾管会合后,其纵隔未消失或未完全消失。

(三)临床表现

1.先天性无阴道

患者一般无症状,多数系青春期后无月经来潮或婚后性交困难而就诊。极少数患者有发育正常的子宫,表现为青春期因宫腔积血而出现周期性下腹部疼痛。

2.阴道闭锁

患者症状与处女膜闭锁相似,无阴道开口,但闭锁处黏膜表面色泽正常,亦不向外膨隆,直肠指诊扪及向直肠凸出的阴道积血包块,其位置较处女膜闭锁高。

3.阴道横隔

患者一般无症状,横隔位于上段者,常于妇科检查时发现。位置较低者少见,多因性生活不满意而就医。

4.阴道纵隔

绝大多数患者无症状,有些是婚后性交困难或潴留在斜隔盲端的积血继发感染后才诊断,另一些可能晚至分娩时产程进展缓慢才确诊。

(四)治疗

1.先天性无阴道

对准备有性生活的无子宫或只有痕迹子宫者,有短浅阴道者可先用机械扩张法。不适宜机械扩张或机械扩张无效者行人工阴道成形术。手术应在性生活开始前进行,以乙状结肠阴道成形术效果较好,其他方法包括游离皮瓣阴道成形术、羊膜阴道成形术、腹膜阴道成形术和外阴阴道成形术等。

子宫发育正常者,在初潮时即应行人工阴道成形术,同时引流宫腔积血,并将人工阴道与子宫相接以保留生育能力,子宫无法保留者应予切除。

2.阴道闭锁

应尽早手术。术时应先切开闭锁段阴道,并游离积血下段的阴道黏膜,再切开积血包块,排净积血后,利用已游离的阴道黏膜覆盖创面。术后定期扩张阴道以防瘢痕挛缩。

3.阴道横隔

一般应将横隔切开并切除其多余部分,最后缝合切缘以防粘连形成。术后短期放置模型防止瘢痕挛缩。若系分娩时发现横隔阻碍胎先露部下降,横隔薄者,当胎先露部下降至横隔处并将横隔撑得极薄时,将其切开后胎儿即能经阴道娩出;横隔厚者应行剖宫产。

4.阴道纵隔

若斜隔妨碍经血排出或纵隔影响性交时,应将其切除,创面缝合以防粘连。若临产后发现纵隔阻碍胎先露部下降,可沿隔的中部切断,分娩后缝合切缘止血。

(五)护理评估

1.症状评估

绝大多数患者的症状为青春期后无月经来潮,极少数伴有周期性下腹痛,已婚者有性生活困难及不孕史。有些患者仅因为产程进展缓慢而确诊。

2.身心状况

患者第二性征发育正常,绝大多数患者青春期前无症状,青春期后表现为无月经来潮、周期性下腹痛、性交困难或仅有产程进展缓慢。先天性无阴道的患者无阴道口或在阴道外口处有一浅窝;肛诊时未见子宫或仅有较小的始基子宫,极少数子宫发育正常者有宫腔积血时可扪及增大有压痛的子宫。阴道闭锁的患者直肠指诊扪及向直肠突出的阴道积血包块。

患者因原发性闭经、周期性下腹部疼痛或性交困难而感到紧张、恐惧。一旦确诊后,患者会感到自卑,已婚者会对丈夫及家庭产生负疚感;家庭成员也会难以接受患者不能生育的现实。护理人员应评估患者就诊时的心情、家庭支持状况等,已婚或准备结婚者要评估丈夫对生育的态度。

(六)护理诊断

1.急性疼痛

急性疼痛与宫腔积血、手术创伤或更换阴道模型有关。

2.长期低自尊

长期低自尊与不能生育有关。

(七)护理措施

1.教会患者机械扩张方法

对于有短浅阴道选用机械扩张方法的患者应教会其正确使用阴道模型的方法。按顺序由小到大使用阴道模型局部加压扩张,逐渐加深阴道长度,直至能满足性生活要求为止。阴道模型夜间放置,日间取出,便于工作和生活。

2.术前特殊准备

根据患者的年龄选择适当型号的阴道模型,并为患者准备两个以上的阴道模型及丁字带,消毒后备用。对游离皮瓣阴道成形术者,应准备一侧大腿中部皮肤,皮肤进行剃毛及消毒后,用无菌治疗巾包裹,以备术中使用。对于涉及肠道的手术如乙状结肠阴道成形术者应做好肠道的准备。其他术前准备同一般会阴部手术患者。

3.术后护理

术后一般护理与会阴部手术相同。乙状结肠阴道成形术者应观察人工阴道的血运情况,分泌物的量、性状,有无感染,并控制首次排便时间。需使用阴道模型者应教会患者更换阴道模型的方法。患者第一次更换阴道模型时疼痛明显,需在更换前半小时用止痛药。应选择适当的型号,并在模型表面涂抹润滑剂,以减轻疼痛;阴道模型应每日消毒并更换。

4.心理护理

某些患者及家属知道不能生育时,往往会感到绝望,护士应多与患者及家属沟通交流,讲解治疗的方式与效果,与患者、家属一起商讨手术方式,让患者、家属了解有关知识,让家属(特别是丈夫)了解疾病的发生、发展过程,积极面对现实,理解患者,并鼓励患者及家属参与手术方案的选择和制订过程。术后鼓励患者尽快恢复原来的学习和工作,积极参与集体活动,充分认识自己其他方面的才能,使其对今后的生活充满信心。

二、子宫脱垂

(一)定义

子宫从正常位置沿阴道下降,子宫颈外口达坐骨棘水平以下,甚至子宫全部脱出阴道口外,称为子宫脱垂。常伴发阴道前、后壁膨出。

(二)病因

1.盆底组织薄弱,韧带过度松弛

(1)产伤子宫脱垂:女性生殖器官由盆底肌肉和筋膜、提肛肌及子宫各韧带支持,包括宫颈主韧带、耻骨尿道韧带及子宫骶骨韧带等。盆底的骨骼肌、平滑肌及其致密的结缔组织,多数以会阴中心体为中心,构成一个坚固的盆底,在分娩时极度扩张。在急产、难产,以及分娩时宫口未开全,而过早的向下屏气用力,均可使子宫支持组织过度伸展或撕裂,尤其是提肛肌。产时过度推压子宫底,或产程延长,过分保护会阴,可使韧带伸张受伤,肌肉过度伸展、肌纤维断裂,均导致子宫脱垂的发生。多数产妇随着产后休息而促使子宫复旧,在数周内恢复正常。产后早期进行适当活动和运动,有利于盆底肌肉张力的恢复,但产褥期过早体力劳动或久站、休息不好、营养不良等,均可影响盆底正常功能的恢复,而导致子宫脱垂。

(2)卵巢功能衰退:老年妇女或哺乳时间过久的妇女,卵巢功能衰退,雌激素水平低落,或因某些原因切除卵巢、盆腔放射治疗,使卵巢功能衰退,均可导致生殖器官萎缩,组织弹性消失,支持组织退行性变、薄弱、松弛,而发生子宫脱垂。

(3)先天性发育异常:先天性发育不良、生殖器官及盆底的支持组织薄弱,松弛无力,造成子宫脱垂。

(4)体质因素:营养不良、体质衰弱、肌肉松弛及子宫结构不良,均是发生子宫脱垂的因素。

2.腹腔内压力增加

(1)产褥期产妇喜仰卧位,久之,子宫易成后位,子宫轴与阴道轴方向一致,如长期从事站立劳动,腹压持续增大,压迫子宫,子宫即沿阴道方向下降而致脱垂。或产后蹲位劳动,如洗尿布,亦可使腹压增加,促使子宫脱垂。

(2)慢性支气管炎、慢性咳嗽、便秘,以及腹盆腔肿瘤、腹水等,增加腹腔内压力,可促使子宫脱垂的发生。

(三)临床表现

1.症状

子宫脱垂症状的轻重视子宫脱垂的程度及伴发周围脏器的膨出情况而定。通常轻度脱垂者可无症状或症状较轻,重度脱垂者则症状显著。

(1)阴道内脱出块物:轻度子宫脱垂指宫颈位于阴道内,病情进展于久站、久蹲或大便用力后子宫脱出外阴口或阴道壁膨出于外阴口,经平卧休息后能自动回纳。膨出物随时间的进展越来越大,且不能自行回缩,需用手还纳。如果局部组织因血流淤滞而致水肿、肥大,严重时发生机械性障碍而使脱出物不能回纳。脱出外阴的子宫、阴道壁使行走时极感不适,少数严重者还可使患者无法行动而终日卧床。

(2)下坠感及腰背酸痛:脱垂程度越重,下坠感也越剧烈,而且可有上腹部不适甚至恶心。

(3)分泌物阴道分泌物增加。

(4)泌尿系统症状:子宫脱垂常伴有膀胱膨出,故可发生排尿困难、尿潴留、残余尿。排尿困难者膀胱内经常有残余尿,易引起膀胱感染而发生尿频、尿痛、尿急等症状。久而久之,感染向上蔓延,最终将损害肾脏,形成肾盂肾炎、肾盂输尿管积水,表现为肾区疼痛、腰痛等。

(5)直肠症状:轻度直肠膨出者常不引起症状,重度直肠膨出者可有下坠感、腰酸、便秘、肠胀气或大便困难等症状。

2.体征

(1)全身检查可有营养不良、体质虚弱。

(2)行妇科检查时,嘱患者向下屏气用力,于腹压增加时检查子宫脱垂的程度。

Ⅰ度轻:子宫颈距离处女膜缘<4 cm,但未达到处女膜缘。

Ⅰ度重:子宫颈已达处女膜缘,但未超过该缘,于阴道口可见到子宫颈。

Ⅱ度轻:子宫颈已脱出阴道口外,但宫体仍在阴道内。

Ⅱ度重:子宫颈及部分宫体已脱出于阴道口外。

Ⅲ度:子宫颈及子宫体全部脱出于阴道口外。

(3)阴道前后壁膨出。

(4)张力性尿失禁的检查与分类:让患者屏气或咳嗽,同时注意有无尿液自尿道口流出,如有,再用食、中指压迫尿道两侧重复上述动作,无尿溢出,表示有张力性尿失禁。尿失禁分类法如下。

Ⅰ级:休息情况下用力屏气时发生尿失禁。

Ⅱ级:行走、登高或突然改变体位时发生尿失禁。

Ⅲ级:卧床时有尿失禁。

(四)治疗

除非合并张力性尿失禁,无症状者不需要治疗,有症状者采取保守治疗或手术治疗,治疗方案应个体化。治疗应以安全、简单和有效为原则。

1.非手术治疗

包括一般支持治疗及子宫托治疗。适用于轻型子宫脱垂、年老不能耐受手术或需要生育的患者。

(1)一般支持疗法:包括加强营养,合理安排休息和工作,避免重体力劳动,保持排便通畅,积极治疗引起腹压增加的疾病,盆底肌肉锻炼,绝经后女性补充雌激素。

(2)子宫托治疗:用子宫托治疗子宫脱垂是利用子宫托的支撑作用,使脱垂的子宫上升至阴道内,从而改善盆底组织血液循环,达到病情好转。

2.手术治疗

目的是消除症状,修复盆底支持组织。应根据患者的年龄、脱垂程度、生育情况、全身状况选择手术方式。

(1)阴道前后壁修补术适用于Ⅰ度、Ⅱ度阴道前、后壁脱垂的患者。

(2)阴道前后壁修补术加主韧带缩短及宫颈部分切除术适用于年龄较轻、宫颈延长,希望保留子宫的Ⅰ度、Ⅱ度子宫脱垂伴有阴道前、后壁脱垂的患者。

(3)经阴道子宫全切除及阴道前后壁修补术适用于Ⅰ度、Ⅱ度子宫脱垂伴有阴道前、后壁脱垂、年龄较大、不需要保留子宫的患者。

(4)阴道纵隔形成术适用于年老体弱不能耐受大手术、不需要保留性能力者。

(5)阴道、子宫悬吊术通过缩短圆韧带,或利用生物材料制成各种吊带悬吊子宫和阴道。

(五)护理评估

1.健康史

询问患者有无腰骶部酸痛和下坠感,若有,应询问其严重程度,在久站、下蹲、行走与劳动时是否会加重,并询问与月经的关系。询问患者既往生育史,是否有滞产、产伤病史。同时,还应评估患者其他系统健康状况。

2.身体状况

了解患者有无下腹部坠胀、腰痛症状,是否有排尿便困难,阴道肿物脱出。是否在用力蹲下、增加腹压时,上述症状加重,甚至出现尿失禁,但卧床休息后症状减轻。

3.心理-社会状况

由于长期的子宫脱出使患者行动不便,不能从事体力劳动,排便排尿异常导致其烦恼的心理反应;严重者性生活受到影响,患者出现焦虑,情绪低落;因保守治疗效果不佳而悲观失望,不愿与他人交往。

(六)护理诊断

1.焦虑

焦虑与长期子宫脱垂影响正常的生活有关。

2.疼痛

疼痛与牵拉韧带、宫颈及阴道壁溃疡有关。

3.尿潴留/尿失禁

尿潴留/尿失禁与脱垂的子宫压迫膀胱颈有关。

(七)护理措施

1.一般护理

(1)加强营养:增强体质,帮助患者选择食物,使其摄入相当量的碳水化合物、脂肪、蛋白质、维生素、矿物质、电解质以及微量元素以维持正常的新陈代谢功能。

(2)防止便秘:从心理上和生理上帮助患者建立正常的排便形态。如摄入足够的液体、高纤维素食物(如粗粮、粗纤维蔬菜包括芹菜和韭菜)等。

(3)肛提肌锻炼:适合不严重的患者,利用盆底有关肌肉的运动锻炼,增加其张力,最终达到功能恢复。具体方法:用力一收一缩肛门,每次连续进行 10 分钟左右,每日数次,第一次锻炼应在起床前进行。有压力性尿失禁者,每次排尿时,有意识地停顿排尿动作数次,并使之形成习惯,对加强肛提肌的张力,甚为有益。注意事项:治疗期间及治疗结束后 3 个月内,应注意休息及避免重体力劳动和不适当的家务劳动体位(如蹲位)。

2.治疗护理

(1)非手术治疗:以子宫托治疗为主,这种治疗简便、安全、有效、经济。一般适用于Ⅰ度重、Ⅱ度轻的子宫脱垂,体弱或因其他疾病不能耐受手术者。其他的非手术治疗有中药口服、肌内注射(如宫旁注射中药治疗)、局部熏洗等。

(2)手术治疗:适应证为保守治疗无效者,或Ⅱ度重、Ⅲ度子宫脱垂,应根据患者的年龄、生育要求及全身健康情况选择适当的手术方式。常用的手术方式:①阴道前、后壁修补术加缩短主韧带及子宫颈部分切除术;②阴道子宫全切除及阴道前、后壁修补术;③阴道前、后壁修补术;④阴道纵隔形成术。

三、尿瘘

(一)定义

尿瘘是指生殖器与泌尿系统之间形成异常通道。

(二)病因

1.产伤

主要由于滞产、胎头长时间压迫导致组织坏死。一般在分娩1周内形成大小不等的瘘孔,亦可因难产、阴道手术造成膀胱损伤。子宫破裂可并发膀胱损伤,或剖宫产手术切口撕裂延长累及膀胱,手术中疏忽,未予处理而形成尿瘘。

2.妇科手术损伤

经腹或阴道进入盆腔的妇科手术。遇严重盆腔炎症粘连,或生殖器官肿瘤(子宫、卵巢或阔韧带内肿瘤)、子宫脱垂等使盆腔邻近器官的解剖关系变异,则在施行全子宫切除或广泛性子宫切除术,损伤输尿管或膀胱,损伤未被发现或虽发现修补愈合不佳,而形成输尿管阴道瘘或膀胱阴道瘘。子宫颈癌根治手术时,游离输尿管、损伤其外鞘,也可致输尿管壁缺血、坏死,尤其在术后、腹膜后有感染的情况下,更易造成输尿管阴道瘘。瘘多发生在输尿管远侧端,或接近输尿管膀胱结合部。可能有几个瘘孔沿阴道断端与阴道腔相通,且无例外地有输尿管狭窄。

3.癌肿

侵蚀或放射治疗损伤子宫颈癌晚期自阴道穹隆向膀胱侵蚀,可形成膀胱阴道瘘。可能在诊断癌症时已出现,或在放射治疗后,肿瘤组织坏死、皱缩、瘢痕形成后出现。瘘管一般位于膀胱三角区或紧靠其上方,亦可伴有输尿管梗阻。子宫颈癌放射治疗后,其周围的组织发生持久反应,产生闭塞性末梢血管炎,引起瘢痕形成、组织固定及血液供应减少。尤其较大肿块放射量较大时,瘘管形成的危险性增加。放射治疗结束至瘘管发生平均 18 个月,亦有间隔几年的报道。因此,有些癌症虽获得根治,但瘘管发生的危险性仍持续存在。

4.其他

阴道内放置腐蚀性药物(如治疗阴道炎)使局部组织被腐蚀坏死、溃烂,最终形成瘘。阴道内长期放置子宫托、嵌顿、组织受压缺血、坏死而致尿瘘。

(三)临床表现

1.漏尿

主要症状为患者不能自主排尿,尿液不断由阴道流出。分娩时所致尿瘘多在产后 3～7 天开始漏尿。术时直接损伤者术后即有漏尿。其表现因瘘孔的大小而略有不同,有的尿液日夜外溢,有的侧卧或平卧时漏尿,有的除能自主排尿外,同时有尿液不自主地自阴道流出。

2.外阴瘙痒和疼痛

局部刺激、组织炎症增生及感染和尿液刺激、浸渍,可引起外阴部痒和烧灼痛,外阴呈皮炎改变。若一侧输尿管下段断裂而致阴道漏尿,由于尿液刺激阴道一侧顶端,周围组织引起增生,盆腔检查可触及局部增厚。

3.尿路感染

伴有膀胱结石者多有尿路感染,出现尿频、尿急、尿痛症状。

4.闭经

不少患者长期闭经或月经稀发,其原因尚不清楚,可能与精神创伤有关。

5.性交困难及不孕

阴道狭窄可致性交障碍,并可因闭经和精神抑郁导致不孕症。

(四)治疗

目前尿瘘治疗的主要手段是手术,但由于致瘘原因不同、情况各异。非手术治疗适合分娩或手术 1 周后出现的膀胱阴道瘘、手术 1 周后出现的输尿管阴道瘘、直径较小的膀胱阴道瘘,对于年老体弱、不能耐受手术的患者也可以采用非手术治疗。

在术前应进行评估,给予个体化处理。确定尿瘘性质、部位、类型、选择适当的手术时机。根据瘘孔类型、性质、大小选择术式。原则是首选简单术式,不要任意扩大手术范围及手术时间,防止感染。

(五)护理评估

1.健康史

了解患者有无难产、阴道助产及盆腔手术史。通过询问病史,了解患者的既往史,尤其与肿瘤、结核、接受放射治疗等相关病史。详细了解患者漏尿的时间、有无自控排尿。

2.身体状况

询问患者漏尿的症状及表现形式,评估外阴部、臀部有无皮损,其面积的大小、涉及的范围,有无溃疡、瘙痒、灼痛、行走不便。

3.心理-社会状况

由于漏尿,患者身体发出异常的气味,患者表现为不愿意出门,与他人接触交往减少,常伴有无助感,心理上出现自卑、失望等。了解患者及家属对漏尿的感受,有助于缓解负性的情感。

(六)护理诊断

1.皮肤完整性受损

皮肤完整性受损与尿液刺激外阴导致皮炎有关。

2.身体意象紊乱

身体意象紊乱与长期漏尿引起巨大精神压力有关。

3.社交孤立

社交孤立与长期漏尿,不愿与人交往有关。

(七)护理措施

1.一般护理

指导患者保持外阴部清洁、干燥,鼓励患者多饮水。由于漏尿,很多患者为了减少排尿,往往自己限制饮水量,造成对皮肤刺激更大的酸性尿液,而多饮水可达到稀释尿液,减少对皮肤的刺激作用,还能起到自身冲洗膀胱的目的。护理人员应向患者解释限制饮水的危害,指导患者每日饮水不少于 3 000 mL。

2.治疗护理

(1)术前护理:除按外阴、阴道手术术前常规准备外,有外阴湿疹、溃疡者,需治疗待痊愈后再行手术。老年妇女或闭经者,术前1 周给予雌激素口服,促使阴道上皮增生,有利于术后伤口的愈合。有尿路感染者应先遵医嘱控制感染后,再行手术。

(2)术后护理:术后护理是手术能否成功的关键,除按外阴、阴道手术术后一般护理外,还应注意以下事项。①术后体位,应根据患者瘘孔位置决定,原则上是使瘘孔处于高位,减少尿液浸渍感染。瘘孔在侧面可采取健侧卧位;膀胱阴道瘘若瘘孔在后底部,应采取俯卧位;由于患者手术后俯卧位会压迫伤口,而又难以保持一种姿势时,多采用侧卧位与平卧位交替进行。②尿管护理,术后保留尿管或耻骨上膀胱造瘘 10～14 日,注意固定尿管,保持引流通畅,发现阻塞及时处理。尿管拔除后协助患者每 1～2 小时排尿 1 次,以后逐步延长排尿时间。③术后遵医嘱给予抗生素,每日补液 2 500～3 000 mL,鼓励患者多饮水,稀释尿液,防止发生血尿或尿液浓缩沉积过多形成结石。④术后加强盆底肌锻炼,预防咳嗽和便秘等使腹压增加的因素。

3.心理护理

关心体贴患者,理解患者因疾病所导致的不良心理反应和痛苦,耐心讲解尿瘘相关知识,回答患者所提出的各种问题,消除其思想顾虑。

四、粪瘘

(一)定义

粪瘘指生殖道与肠道间的异常通道,常见为直肠阴道瘘。

(二)病因

多因难产时胎头滞留在阴道内,阴道后壁及直肠受压,使局部组织缺血、坏死、脱落而形成瘘;会阴裂伤未缝合,缝合后未愈合,或会阴切开缝合时,缝线穿透直肠黏膜而未被发现,感染后形成直肠阴道瘘。

(三)临床表现

1.症状

(1)大便及气体不自主地由阴道排出,腹泻时尤甚。

(2)若瘘孔小且部位高时,大便可积于阴道中。

(3)外阴皮炎。

2.体征

妇科检查见大的瘘孔可在阴道窥诊时见到或触诊时证实。小的瘘孔往往在阴道后壁见到一鲜肉芽组织,插入子宫探针,另一手手指伸入肛门,手指与探针相遇。

(四)治疗

粪瘘的治疗为手术修补。修补效果比尿瘘佳。其损伤后自愈的机会也比尿瘘多。新鲜创伤(如手术或外伤),应立即进行修补,陈旧性粪瘘,如为部位较高的直肠阴道瘘,则按尿瘘修补的原则方法及手术需求,分离瘘孔的周边组织,使阴道壁与直肠壁黏膜分离,先缝直肠壁(不透黏膜),后缝合阴道壁。如直肠阴道壁近于肛门,则首先从正中剪开肛门与瘘孔之间的阴道直肠壁,使会阴三度裂伤再行修补。

如系粪瘘与尿瘘两者并存,宜同时修补。如粪瘘较大,或瘢痕组织较多,估计手术困难者可先做腹壁结肠造瘘及尿瘘修补,待尿瘘愈合后,间隔4周,再进行粪瘘修补。成功后再使造瘘的结肠复位。

直肠阴道瘘的瘘孔巨大,瘢痕组织过多,瘘孔经多次修补失败,可考虑做永久性人工肛门手术。

(五)护理评估

1.病史

重点收集患者生育史,了解患者有无因头盆不称、难产、第二产程延长、阴道助产、盆底组织撕裂伤、盆腔损伤、子宫托放置不当等病史。了解其他病史,尤其与肿瘤、结核、放射治疗等相关病史。分析粪瘘与手术、分娩的关系,找出患者发生粪瘘的原因。详细了解患者粪瘘的程度,有无合并尿痛、性交困难及月经稀发、闭经等。

2.身体评估

询问粪瘘的症状,瘘孔小者,阴道内可无粪便污染,但肠内气体可自瘘孔经阴道排出,稀便时则从阴道流出。瘘孔大者,成形粪便可经阴道排出,稀便时呈持续外流。阴道检查、直肠指检等方法了解瘘孔的位置和大小。瘘孔小,不易发现的瘘孔可以进行钡剂灌肠检查。患者可能有外阴糜烂,感灼痛、刺痒,行动不便。

3.心理-社会评估

由于漏粪及身体异味,给患者生活带来诸多不便,患者不能或不愿出门、与他人交往减少,社交孤立,感到无助。患者性生活可能受到影响,严重影响夫妻感情。由于疾病长期折磨,治疗效果不佳,长期承受肉体和精神折磨,易产生悲观、孤独和无助感。重点评估疾病对患者日常生活带来的影响,患者家属及配偶对疾病的看法。

(六)护理诊断

1.皮肤完整性受损

皮肤完整性受损与长期受粪便刺激和浸渍有关。

2.长期自我贬低

长期自我贬低与长期承受肉体与精神折磨有关。

3.感染的危险

感染与患者抵抗力降低和原病灶感染未控制有关。

(七)护理措施

1.一般护理

指导患者保持外阴部清洁、干燥、鼓励患者多饮水。护理人员应该积极向患者解释产生粪瘘的原因及治疗方法以解除患者的心理压力。

2.术前护理

(1)按妇科腹部、阴部手术前护理。

(2)加强外阴护理。术前1周用1∶5000高锰酸钾水坐浴,每日2次,每次20~30分钟,保持外阴及肛周清洁干燥。外阴及肛周有皮炎时,可上药治疗。

(3)术前3天肠道准备,甲硝唑每天服1.0 g,环丙沙星0.2 g,每天3次,进无渣半流质3日,高热量流质饮食2天,术前禁食1天。

(4)术前1天晨番泻叶3 g茶饮,晚灌肠1次,术日晨清洁灌肠及阴道冲洗1次。

(5)备皮范围:外阴、肛周及大腿内下1/3处。

3.术后护理

(1)同尿瘘。

(2)患者取半卧位。

(3)术后进无渣流质,排气后改无渣半流质。

(4)保留尿管5~7日,保持局部清洁。敷料浸湿及时更换,会阴护理每日2次。术后服复方樟脑酊2 mL,每日3次,共7日,控制大便。7日后番泻叶茶饮或石蜡油30 mL顿服。软化大便,术后1~2个月内不能有干大便。

(5)给予广谱抗生素预防和控制感染。

4.心理护理

关心体贴患者,理解患者因疾病所导致的不良心理反应和痛苦,耐心讲解粪瘘相关知识,回答患者所提出的各种问题,消除其思想顾虑。

第五节　妇科其他疾病的护理

一、子宫内膜异位症

(一)定义

子宫内膜异位症(EMT)是指具有生长功能的子宫内膜组织出现在子宫以外的身体其他部位。本病多发生在 30～40 岁的妇女，20 岁前后发病者并不少见，但未有月经初潮前发病者。

(二)病因

1.子宫内膜种植学说

月经期脱落的内膜经输卵管而进入盆腔，在盆腔腹膜上种植生长，此种情况多见于子宫颈狭窄、阴道闭锁、人工流产术后，或经期行盆腔检查时挤压子宫等。

2.体腔上皮化生学说

盆腔腹膜经反复经血回流、慢性炎症刺激等作用而转化为子宫内膜，形成异位内膜。

3.淋巴及静脉播散学说

肺、皮肤等处可见异位内膜生长，故认为可能是内膜碎片通过淋巴或静脉播散的结果。

4.免疫发病学说

免疫机制在子宫内膜异位症的发生、发展各环节起重要作用。近年来研究表明，免疫异常对异位内膜的种植、黏附、增生具有直接或间接作用。表现为免疫监视，具有免疫杀伤功能的细胞如自然杀伤细胞、巨噬细胞等细胞毒作用减弱，黏附分子协同促进异位内膜的移植、定位，免疫活性细胞释放的细胞因子促进异位内膜存活、增殖。

(三)临床表现

1.痛经

患者常有痛经，并呈进行性加剧趋势。一般多在月经前 1～2 日开始出现下腹及腰骶部胀痛,月经第 1 日最严重,以后逐渐减轻,直至月经干净后缓解。当病变累及子宫骶韧带或阴道直肠隔时,疼痛可向臀部、肛门、会阴及大腿内侧放射。疼痛严重程度与病变程度并不完全呈正比,部分患者病变虽较严重但无痛经与腹痛。子宫骶韧带附近的病灶即使较小,也常有明显的痛经;而较大的卵巢内膜异位囊肿,却可以毫无症状。27%~40%患者无痛经,因而痛经并非是诊断子宫内膜异位症的唯一证据。

2.月经失调

患者常有经量增多,经期延长或周期紊乱,少数患者还可出现月经量减少。

3.不孕

子宫内膜异位症与不孕呈高度相关。在异位症病例中不孕的发生率为30%~40%,而不孕症患者中30%~50%患子宫内膜异位症。异位症引起不孕的原因可能与子宫内膜异位症致盆腔解剖结构破坏、盆腔内微环境改变、卵巢功能异常等有关。

4.性交痛

病灶位于子宫直肠陷凹、子宫骶韧带或阴道直肠隔,或有极度后倾固定的子宫时,性交可引起疼痛。一般于月经前性交痛更为明显。

5.急性腹痛

卵巢子宫内膜异位囊肿的囊壁如果发生破裂,致使巧克力样内容物流入腹腔,刺激腹膜,可引起剧烈腹痛,并可伴有恶心、呕吐、肛门坠胀等症状。

6.盆腔以外部位病灶的异常出血

如气管内膜异位病灶会导致月经时少量咯血或大咯血;肺胸膜灶可引起月经期气胸、胸腔积血。输尿管膀胱内的内膜异位症可导致月经期血尿;如输尿管内病灶增大还可以阻塞管道,引起肾盂积血、积液等并发症;直肠内病灶致周期性便血。手术后腹壁瘢痕异位症可出现周期性瘢痕处疼痛和逐渐增大的肿块。

(四)治疗

治疗应根据患者年龄、症状、病变部位和范围、生育要求等全面考虑。

1.期待疗法

适用于病变小、症状轻微患者,每数月随访 1 次。若有痛经时,可给前列腺素合成酶抑制药如吲哚美辛、布洛芬等止痛对症治疗。希望生育的患者,应及时做不孕的相关性检查,宜尽早受孕,而不是盲目等待。一旦妊娠,病变组织多坏死、萎缩,产后症状可缓解,甚至病变完全消失。

2.药物治疗

对于无明显盆腔包块者可通过腹腔镜和活检病理证实后可采用激素治疗,有包块形成者尽量切除病灶后加以足量药物治疗。①假绝经疗法:丹那唑、孕三烯酮、促性腺激素释放激素激动药(Gn-RH-a)。采用性激素治疗导致患者较长时间闭经,可避免发生痛经和经血逆流,并能导致异位内膜萎缩退化。②假孕疗法:长期口服高效孕激素并辅助小量雌激素如醋酸甲羟孕酮、短效避孕药可造成类似妊娠的人工闭经,使异位内膜组织产生蜕膜样变,间质水肿,最终坏死、萎缩。

3.手术治疗

适用于药物治疗后症状不缓解,局部病变加剧或生育功能仍未恢复者;卵巢内膜异位囊肿直径＞5 cm,迫切希望生育者。手术可经腹腔镜或剖腹直视下进行。常用手术方式有保留生育功能手术、保留卵巢功能手术、根治性手术。

4.药物与手术联合治疗

术前先用药物治疗可能适当缩小手术范围和有利于手术操作。术后给予药物治疗 2～3 个月以使残留的内膜异位灶萎缩退化,降低术后复发率。

5.其他

合并不孕者经期待、药物或手术治疗仍未孕者,可采用辅助生育技术助孕。

(五)护理评估

1.身体评估

(1)询问患者病史及起病原因:此病好发于育龄妇女和未生育者,且有遗传史。

(2)评估患者痛经症状和程度:主要表现为继发性与渐进性痛经。疼痛多位于下腹部及腰骶部,可放射至阴道、会阴、肛门或大腿部。常于经前1~2日开始,经期第一日最剧,持续至经后逐渐消退,但随月经周期而呈进行性加重,且疼痛程度与病灶大小不一定呈正比。

(3)评估患者月经史:以经量增多、经期延长或月经淋漓不尽为主,可能与内膜增生或卵巢功能失调有关。

(4)评估患者孕产史:约40%以上患者有不孕史,多数内膜异位患者输卵管并无阻塞,可因输卵管与其周围组织有粘连而致蠕动受限,少数患者输卵管壁呈结节状增厚、管腔可能被阻塞,子宫位置后倾固定、卵巢功能失调等原因引起。

(5)评估患者其他特殊症状:肠道子宫内膜异位症患者可出现腹痛、腹泻和便秘,甚至有周期性少量便血。

2.妇科检查

子宫多后倾固定,子宫一侧或双侧附件处可扪及与子宫相连的不活动囊块,有压痛,子宫骶骨韧带、子宫后壁或陷凹处有米粒至蚕豆大小不规则的结节,触痛明显,如阴道-直肠隔受累,可于阴道后穹隆部触及,甚至看到突出紫蓝色结节。

3.辅助检查

(1)B超检查:确定卵巢子宫内膜异位囊肿的位置、形状及其大小,显示囊肿壁较厚且粗糙不平,与周围脏器粘连紧密。囊内多见细小的絮状光点。

(2)腹腔镜检查:是该病诊断的金标准,可以直接看见病灶部分、病变范围及严重程度,是目前诊断子宫内膜异位症最可靠的方法。

4.实验室检查

CA125 值测定：CA125 值可升高，其变化还可以监测该病的疗效。

(六)护理诊断

1.知识缺乏

缺乏疾病知识。

2.焦虑或恐惧

焦虑或恐惧与担心疾病预后有关。

3.疼痛

疼痛与子宫膜种植有关。

4.性功能障碍

性功能障碍与性交痛有关。

(七)护理措施

1.一般护理

主要通过药物和手术治疗使疼痛症状缓解或消失，但在治疗前可口服止痛药，注意不要形成止痛药物依赖。

2.药物治疗护理

(1)常用方法。①假孕疗法：使异位内膜出现蜕膜样变、局限性坏死和腺体萎缩消退。②假绝经疗法：长期连续应用可抑制排卵，使雌激素分泌低落，造成类似绝经的表现。

(2)药物治疗的护理：无论是假孕疗法还是假绝经疗法，都需要长期用药。在用药早期，会出现一些不良反应，有些不良反应 2～3 个月后减轻，有的在治疗停止后恢复正常，护士应向患者详细说明，并请患者遵医嘱坚持用药，不要随便停药或减药量。药物治疗虽不能根治疾病，但可缓解症状、局限病灶、增大手术切净的机会。

3.手术护理

根据患者的年龄、症状、部位及浸润深度，以及生育状况和要求采取不同的术式。根据手术范围不同，可分为保留生育功能、保留卵巢功能和根治性手术 3 类，可行腹腔镜手术或开腹手术。围手术期护理同妇科腹腔镜及开腹手术护理。

4.心理护理

给予心理支持,减轻患者及家属的焦虑。

由于该病影响生活和工作,患者多数身心痛苦,渴望药物治疗和手术的成功。因此护士要做好心理护理,并要做好疾病的宣教工作,让患者了解相关的疾病及手术相关的知识,药物治疗和手术治疗的适应证和最佳时期,讲解手术方法和术后注意事项,鼓励患者建立治疗信心,与医护人员共同寻求最佳治疗方案。

二、子宫腺肌病

(一)定义

子宫腺肌病是由于子宫肌层有子宫内膜腺体及间质的侵入,可同时合并子宫肌瘤、子宫内膜异位症、子宫内膜增生过长。多发生于 30～50 岁经产妇。

(二)病因

子宫腺肌病患者子宫肌层中的部分内膜病灶与宫腔内膜直接相连,故认为是由基底层子宫内膜侵入肌层生长所致。多次妊娠及分娩、人工流产、慢性子宫内膜炎等可造成子宫内膜基底层损伤,与子宫腺肌病发病密切相关。由于子宫内膜基底层缺乏黏膜下层,子宫内膜直接与肌层接触,因此在解剖结构上子宫内膜易于侵入肌层。子宫腺肌病常合并子宫肌瘤和子宫内膜增生,提示高水平的雌、孕激素刺激,也可能是促进子宫内膜向肌层生长的原因之一。

(三)临床表现

大约33%的子宫腺肌病患者是无症状的,常见的临床表现如下。

1.痛经

典型者为逐渐加重的进行性痛经,疼痛位于下腹正中,常于经前1周开始,直至月经结束。子宫腺肌病痛经的发生率为15%～30%。

2.经量增多、经期延长

子宫腺肌病患者中月经过多发生率为40%～50%,表现为连续数个月经周期中经量增多,一般>80 mL。月经过多主要与子宫内膜面积增加、子宫肌层纤维增生使子宫肌层收缩不良、子宫内膜增生等因素有关。

(四)治疗

可采用药物治疗、手术治疗。除根治性手术外,尚无一种理想的根治方法,无论是药物治疗还是保守性手术,治疗后子宫腺肌病均有相当高的复发率,所以应根据患者的具体情况强调个体化治疗。

药物治疗应视患者症状、年龄和生育要求而定。目前无根治性的有效药物,症状较轻、有生育要求及近绝经期患者可试用达那唑、孕三烯酮等,可缓解症状。

MRI引导和超声引导的高强度超声热消融治疗可用于治疗局灶性病灶。子宫动脉栓塞术减少了整个子宫的血流,从而引起子宫内膜坏死,导致子宫整体缩小。

手术方式分为开腹手术和腹腔镜手术两种。年轻或希望生育者,可试行病灶切除术,开腹手术优于腹腔镜手术,但术后有复发风险。对于症状严重、无生育要求或药物治疗无效者,应行全子宫切除术。全子宫切除术仍然是子宫腺肌病的最终治疗方法。是否保留卵巢,取决于卵巢有无病变及患者年龄。

(五)护理评估

1.健康史

了解患者年龄、婚姻、月经史、婚育史、生育史、出现典型症状的情况以及对患者身心的影响,了解患者既往患病史。子宫腺肌病多发生于生育年龄的经产妇,常合并子宫内膜异位症和子宫肌瘤,有多次妊娠及分娩或过度刮宫史。生殖道阻塞,如单角子宫、宫颈阴道不通畅患者等常同时合并腺肌病。

2.症状

询问患者是否有经量过多、经期延长和逐渐加重的进行性痛经。

3.体征

妇科检查时子宫均匀性增大或局限性隆起、质硬且有压痛。

4.高危因素

(1)年龄:40岁以上的经产妇。

(2)子宫损伤:多次妊娠、人工流产,慢性子宫内膜炎等造成子宫内膜基底层损伤。

(3)先天不足:生殖道阻塞,如单角子宫、宫颈阴道不通、有子宫无阴道的先天畸形等。

(4)卵巢功能失调:高水平雌孕激素刺激者,如子宫肌瘤、子宫内膜增生患者。

5.心理-社会因素

了解患者对疾病的认知,是否存在焦虑、恐惧等表现;了解患者家庭关系,是否因不孕或继发不孕影响夫妻、家庭关系;了解患者的经济水平等。

(六)护理诊断

1.疼痛

疼痛与月经期或月经前期,以及子宫内膜充血、水肿、出血和位于致密层中的经血潴留小囊腔内压力剧增、刺激周围平滑肌产生痉挛性收缩有关。

2.恐惧

恐惧与害怕越来越重的痛经有关。

(七)护理措施

1.缓解症状

经期注意休息,避免劳累及受凉,避免食用辛辣食物;可采用热敷、按摩下腹部等方法缓解疼痛,疼痛较重者可遵医嘱口服中、西药止痛。

2.心理护理

护士应与患者多接触,鼓励患者表达内心感受。耐心向患者介绍有关子宫腺肌病的相关知识,鼓励患者增强信心,减轻焦虑和恐惧,积极配合治疗。

三、不孕症

(一)定义

凡育龄夫妇未采取任何避孕措施,同居 2 年而未能受孕称为不孕症。根据不孕的原因可分类如下。①相对不孕:指夫妇一方某种因素阻碍受孕或使生育能力降低,导致暂时性不孕,如该因素得到纠正,仍有受孕可能。②绝对不孕:是指夫妇一方有先天或后天解剖生理方面的缺陷,无法纠正而不能受孕者。

不孕症又可分类如下。①原发不孕:即从未有过妊娠。②继发不孕:指以前有过妊娠,而后 2 年内又不孕者。

(二)病因

由于女方、男方或双方的某一或某些因素,破坏了一个或多个受孕的必备条件,即导致不孕。主要包括内分泌原因(多囊卵巢综合征、高泌乳素血症、黄体功能不全、无排卵性子宫出血所致)、输卵管因素(输卵管炎、输卵管发育不全)、子宫内膜异位症、卵巢原因、子宫原因、宫颈原因、外阴-阴道原因、免疫因素所致。

(三)临床表现

不孕是主要症状。

(四)治疗

1.一般处理

改变不良生活习惯,锻炼身体,增强体质,改善营养不良状况,有利于不孕患者恢复生育能力。解除焦虑,学会预测排卵期。进行性生活和受孕知识宣传教育,排卵后卵子寿命不足 24 小时,精子在酸性阴道内只能生存 8 小时,而进入宫腔后可维持 2~3 日,故每月只有在排卵前 2~3 日或在排卵后 24 小时内性交才能受孕,所以选择合适的性交日期可增加受孕机会。性交次数应适度,子宫后位者性交时应抬高臀部。

2.病因治疗

(1)治疗器质性疾病:对生殖器炎症、畸形、肿瘤等,应积极治疗。对于宫腔粘连者,可予以诊断性刮宫,分离粘连,使用宫内避孕器并用雌激素促使子宫内膜生长；对子宫发育不良者，给予雌激素，促进其发育；对宫颈狭窄者，行宫颈扩张术。

（2）诱发排卵：对无排卵者，可采用药物诱发排卵。①氯米芬：为首选的促排卵药。适用于体内有一定雌激素水平者。于月经周期第 5 日起，口服 50～100 mg，连续 5 日。可能于停药后 7～9 出现排卵。一般连续应用 3 个周期。服药期间须注意有无卵巢增大情况。有卵巢肿瘤者禁用。②人绒毛膜促性腺激素（HCG）：具有类似 LH 的作用，在卵泡发育到接近成熟时给药，可促进排卵。常与氯米芬合用。于氯米芬（CC）停药后 7 日使用 HCG 2 000～5 000 U 肌注。③人类绝经期促性腺激素（HMG）：每支含 FSH 及 LH 各 75 U，能促进卵泡发育成熟。从月经周期第 6 日开始，肌注 HMG 每日 1 支，共 7 日。用药期间密切观察宫颈黏液，测定雌激素水平，用 B 型超声监测卵泡发育，一旦卵泡成熟即停用 HMG，停药后 24～36 小时加用 HCG 5 000～10 000 U（HMG/HCG 法）。④雌激素：小剂量雌激素周期疗法，对雌激素水平低下的患者可采用。从月经周期第 6 日开始，每晚服己烯雌酚 0.125～0.250 mg，共 20 日，连用 3～6 个周期。短期大量雌激素冲击疗法，可使 LH 分泌增多而诱发排卵，适用于体内有一定雌激素水平的妇女。于月经周期第 8～11 日口服己烯雌酚 20 mg，在 24 小时内分次服完；苯甲酸雌二醇 10 mg 肌注，连用 3 个周期。⑤溴隐亭：能抑制垂体分泌泌乳素，适用于无排卵伴高泌乳素血症者。从月经周期第 5 日起，每日 2.5 mg，共服 22 天，可用 3 个周期，服药期间测基础体温观察有无排卵。

（3）促进或补充黄体分泌功能：于基础体温上升 1～3 天（月经周期第 15 天）开始，肌注 HCG 1 000～2 000 U，每周 2～3 次，或于月经周期第 20 天开始，肌注黄体酮每天 10～20 mg，共 5 天。

（4）改善宫颈黏液：于月经周期 5～15 日，用己烯雌酚 0.1～0.2 mg口服，每日 1 次，可使宫颈黏液变稀薄，利于精子穿过。

（5）输卵管阻塞的治疗：输卵管轻度粘连，经通液术后可能使其张开。或直接向宫腔内注射药物，根据病情选用抗生素、氢化可的松 25 mg、透明质酸酶 1 500 U。也可用糜蛋白酶 5 mg,溶于 20 mL 生理盐水中,在 13.3～20 kPa(100～150 mmHg)压力下以 1 mL/min 速度缓慢注入宫腔。于月经干净后 3 日起每 3 日 1 次(或每周 1 次),至排卵前,可连用 2～3 个周期。输卵管伞端闭锁,可做造口术或阻塞部位切除吻合术。

(6)免疫性不孕的治疗:对精子凝集试验和制动试验阳性者,先使用避孕套避孕 1 年,再停用避孕套,可受孕。

(7)人工授精:用人工方法将精液注入女性生殖道以取代性交途径使妇女妊娠的一种方法。根据精液来源不同又分为丈夫精液人工授精和供精者人工授精两种。

(8)体外授精与胚泡移植:体外授精与胚泡移植即试管婴儿。从妇女体内取出卵子,放入试管内培养一段时间,与精子受精后,待受精卵发育成 8～16 个细胞胚泡时。再移植到妇女宫内着床,发育成胎儿。主要适用于输卵管性不孕,要求年龄在 40 岁以下;卵巢具有排卵功能;子宫正常能接受胚胎着床及胎儿发育成长。男方精子正常能与卵子结合等。由于方法复杂,需特殊条件,成功率低,尚不能列为常规方法之中。

(五)护理评估

1.健康史

详细询问男女双方的病史,包括男女双方的个人发育史,儿童期是否患影响性腺发育的疾病,如结核病、腮腺炎等;家族中有无遗传病史;双方结婚年龄、婚育史、是否两地分居、性生活情况(包括是否采用避孕措施、性生活频率、有无性交困难);双方的嗜好等。重点了解妇女的月经情况(包括初潮年龄、经期、经量及伴随症状等),生殖器官炎症史(包括阴道炎、宫颈炎和盆腔炎等)。继发不孕者应了解以往流产、分娩情况,有无产后感染病史等。

2.身体状况

(1)不孕是患者就诊的主要症状。

(2)夫妻双方均应进行全身检查进行评估。男方应检查外生殖器有无畸形或病变,包括阴茎、阴囊、睾丸和前列腺的大小、形状等;

女方应做妇科检查,了解有无处女膜过厚或坚韧,有无阴道痉挛或横隔、纵隔、瘢痕或狭窄,有无子宫颈或子宫异常,子宫附件有无压痛、增厚或肿块等。

3.辅助检查

(1)男方检查:重点是精液常规检查。正常精液量为 2～6 mL,平均为 3～4 mL,<1.5 mL 为异常;正常 pH 值为 7.0～7.8,在室温中放置 30 分钟内完全液化,精子活率>50%,正常形态精子占66%～88%。

(2)女方检查。①卵巢功能检查:基础体温测定、宫颈黏液结晶检查、阴道脱落细胞涂片检查、B超监测卵泡发育、月经来潮前子宫内膜活组织检查及女性激素测定等,了解卵巢有无排卵及黄体功能状态。②输卵管功能检查:常用的方法有输卵管通液术、子宫输卵管碘油造影、B超下输卵管通液术及子宫输卵管超声造影,了解输卵管通畅情况,明确阻塞部位。③宫腔镜检查:了解宫腔情况,能发现宫腔粘连、黏膜下肌瘤、内膜息肉和子宫畸形等。④腹腔镜检查:用以进一步了解盆腔情况,直接观察子宫、输卵管和卵巢有无病变或粘连,并可结合输卵管通液术,在腹腔镜直视下确定输卵管是否通畅,必要时在病变处取活检。⑤性交后精子穿透力试验:夫妇双方上述检查未见异常时,进行性交后试验。根据基础体温选择在预测的排卵期进行,试验前 3 日禁止性交,避免阴道用药或冲洗,在性交后 2～8 小时内取阴道后穹隆液检查有无活动的精子,验证性交是否成功等。⑥免疫检查:可用宫颈黏液、精液相合试验,判断免疫性不孕的因素是男方的自身抗体因素还是女方的抗精子抗体因素。

4.心理社会评估

要仔细评估夫妇双方对不孕的心理反应。不孕患者的心理因素主要体现在自卑感、心神不安、精神紧张、社交减少、对生活缺乏兴趣、焦躁多虑、失落感,她们不愿也忌讳和他人交谈生育方面的问题,这种现象在农村文化水平偏低的不孕症患者中表现得更为突出。许多女性随着婚龄的延长、年龄的增大,心理上的压力就会更加沉重,从而失去了治愈的信心。不孕不育虽然不是致命的疾病,但它不仅对患者的身心健康造成严重的影响,而且会带来一系列的社会问题,如夫妻感情破裂、家庭不和、离婚等。对大多数不育夫妇来说,不孕症是其生活中经历的最有压力的事件之一,极易出现情绪不稳定和精神压力,因此不孕症不但是一种生理疾病,更是一种心理创伤。

(六)护理诊断

1.知识缺乏

患者缺乏妊娠和不孕症的相关知识。

2.自我认同紊乱

此问题与长期不孕及不孕症诊治无效等有关。

3.社交孤立

患者出现社交孤立与缺乏家人的支持理解、不愿与他人沟通有关。

(七)护理措施

1.一般护理

(1)增强体质、增进健康:对体弱多病者,要注意体育锻炼,增强体质,有利于不孕症患者恢复生育能力。

(2)矫正营养状况:避免过度肥胖、过度消瘦,补充足够的维生素以维持正常的新陈代谢功能。

(3)戒除饮酒和过量吸烟的习惯:以利于不孕患者生育能力的恢复。

(4)保持精神愉快:努力消除一切可能存在的精神困扰,帮助夫妇间互相沟通。

2.专科护理

(1)进行性生活和受孕知识的教育:①指导患者掌握预测排卵的方法,利用排卵前后最易受孕的日期,合理安排性生活,以达到计划生育(理想的受孕时期)的目的;②指导双方的性生活和谐,有正常的规律性,性交次数以每周 2 次为宜;③子宫后位者性交时应抬高臀部;④避免过度粗暴的性行为引起情绪紧张、阴道痉挛、外阴与前庭黏膜擦伤所致的疼痛或因此而对性生活所产生的厌恶感。

（2）内分泌治疗护理：对黄体功能失调患者可用替代疗法或用HCG刺激黄体发育；②对无排卵的患者可用卵巢激素、氯米芬、促性腺激素、促黄体生成与释放激素诱发排卵；③对甲状腺功能低下患者或过度肥胖者可给甲状腺素。

（3）发育情况异常的处理：无孔处女膜或处女膜肥厚或阴道横隔者可以手术治疗；轻度子宫发育不全者可用小量雌激素、人工周期、假孕疗法治疗。

（4）生殖器局部疾病的处理：对于生殖器官炎症（阴道炎、宫颈炎、盆腔炎等）、肿瘤（如子宫肌瘤）患者给予相应处理。

3.心理护理

帮助妇女树立自信心，向患者指出生育不是女性人生的唯一目标。

参 考 文 献

[1] 李绮薇,刘悦新.妇产科临床护理手册[M].广州:中山大学出版社,2022.

[2] 章志霞.现代临床常见疾病护理[M].北京:中国纺织出版社,2021.

[3] 周昔红,石理红,曹建云.妇产科临床护理技能培训教程[M].长沙:中南大学出版社,2022.

[4] 徐贝贝,刘怡,毛素芳,等.新编临床常见病护理[M].青岛:中国海洋大学出版社,2021.

[5] 位玲霞,高新珍,阎永芳,等.妇产科疾病的临床诊疗与护理[M].北京:中国纺织出版社,2022.

[6] 马明娟.妇产科护理研究[M].长春:吉林科学技术出版社,2019.

[7] 赵扬玉.产科危急重症[M].北京:人民卫生出版社,2021.

[8] 李庆丰,郑勤田.妇产科常见疾病临床诊疗路径[M].北京:人民卫生出版社,2021.

[9] 李卫燕,武香阁,董爱英,等.现代妇产科进展[M].哈尔滨:黑龙江科学技术出版社,2022.

[10] 李峰.护理综合实训教程[M].济南:山东大学出版社,2021.

[11] 高淑平.专科护理技术操作规范[M].北京:中国纺织出版社,2021.

[12] 范萌,赵春芳,李晓萍,等.临床常见疾病护理实践[M].济南:山东大学出版社,2021.

[13] 初钰华,刘慧松,徐振彦.妇产科护理[M].济南:山东人民出版社,2021.

[14] 袁越,宋春梅,李卫,等.临床常见疾病护理技术与应用[M].青岛:中国海洋大学出版社,2021.

[15] 张翠华,张婷,王静,等.现代常见疾病护理精要[M].青岛:中国海洋大学出版社,2021.

[16] 李彩琼,孙永丽,仪修芹,等.常见病护理技术与规范[M].哈尔滨:黑龙江科学技术出版社,2021.

[17] 王文波.妇产科护理实训指导[M].南昌:江西科学技术出版社,2020.

[18] 万淑燕,褚晓文,高雯,等.妇产科综合诊疗实践[M].哈尔滨:黑龙江科学技术出版社,2022.

[19] 孙晶宇.优质护理干预在妇产科护理中的应用效果[J].中国医药指南,2022,20(8):175-177.

[20] 陈瑞兰,卓瑞英,杨丽新.妊娠期合并糖尿病产妇实施妇产科护理干预方法的效果探讨[J].糖尿病新世界,2022,25(20):130-133.

[21] 姚迪.柔性护理在盐酸利托君治疗先兆早产护理中的应用及对产妇炎性反应的影响[J].中国医药指南,2022,20(8):139-141.

[22] 林海蓉,施乐毅,徐坚,等.基于风险理念和PDCA循环管理的护理计划在预防子宫颈癌患者放射治疗后尿路感染的效果[J].中国医学创新,2022,19(19):104-108.

[23] 肖婷婷,刘新华,赖凤萍.围术期个性化护理对腹腔镜下宫颈癌根治术患者的影响[J].护理实践与研究,2022,19(17):2643-2647.